U0189341

EBERS

翻 开 生 命 新 篇 章

JUNG BLEIBEN
IST KOPFSACHE

Erstaunliche Fakten aus der Altersforschung

不老的大脑

致老龄化时代的脑科学

[德] 贝恩德·克莱内－贡克（Bernd Kleine-Gunk） 著

张世胜　杨丽君　译

科学普及出版社
·北 京·

图书在版编目（CIP）数据

不老的大脑：致老龄化时代的脑科学 /（德）贝恩德·克莱内－贡克 (Bernd Kleine-Gunk) 著；张世胜，杨丽君译 . — 北京：科学普及出版社，2024.6

书名原文：JUNG BLEIBEN IST KOPFSACHE: Erstaunliche Fakten aus der Altersforschung

ISBN 978-7-110-10726-3

Ⅰ.①不… Ⅱ.①贝… ②张… ③杨… Ⅲ.①脑科学—普及读物 Ⅳ.① R338.2-49

中国国家版本馆 CIP 数据核字 (2024) 第 071000 号

著作权合同登记号：01-2023-3927

JUNG BLEIBEN IST KOPFSACHE: Erstaunliche Fakten aus der Altersforschung

Published originally under the title see § 2 (1) © 2022 by Gräfe und Unzer Verlag GmbH, München

Chinese translation (simplified characters) copyright: © 2023 by China Science and

Technology Press Co., Ltd arranged by FLIEDER VERLAG GmbH.

策划编辑	郭仕薪　王　微
责任编辑	孙　超
文字编辑	李琳珂
装帧设计	佳木水轩
责任印制	徐　飞

出　　版	科学普及出版社
发　　行	中国科学技术出版社有限公司发行部
地　　址	北京市海淀区中关村南大街 16 号
邮　　编	100081
发行电话	010-62173865
传　　真	010-62179148
网　　址	http://www.cspbooks.com.cn

开　　本	880mm×1230mm　1/32
字　　数	135 千字
印　　张	7.75
版　　次	2024 年 6 月第 1 版
印　　次	2024 年 6 月第 1 次印刷
印　　刷	北京盛通印刷股份有限公司
书　　号	ISBN 978-7-110-10726-3/R·928
定　　价	68.00 元

著者简介

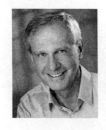

贝恩德·克莱内-贡克（Bernd Kleine-Gunk）
医学博士，全球抗衰老医学界领袖人物，是德国预防与抗衰老医学会（GSAAM）主席。德国经典抗衰老医学教材的编辑。在其带领下，GSAAM 定期在德国和其他国家组织研讨会和培训活动。出版过 30 多部抗衰老科普书，其中《科学抗衰老：毒物兴奋效应原则下的长寿秘诀》已被国内引进。

补 充 说 明

　　书中参考文献条目众多，为方便读者查阅，已将本书参考文献更新至网络，读者可扫描右侧二维码，关注出版社医学官方微信"焦点医学"，后台回复"9787110107263"，即可获取。

译者简介

张世胜

博士毕业于北京外国语大学德语系，西安外国语大学欧洲学院院长、德语教授、博士研究生导师，德国明斯特大学访问学者，柏林文学论坛翻译研修班学员、驻地译者。译著有《你的情绪自己掌握》《治疗》《是时候懂点经济学了》等。

杨丽君

西安外国语大学德语笔译专业博士在读，曾任职于成都新东方前途出国欧亚事业部。

内容提要

为什么激素是我们生活的"导演"？激素能对我们产生影响吗？从大脑和激素角度看，男人的衰老和女人的衰老有哪些不同？我们能从高龄老人身上学到什么？为什么说晚年幸福也与大脑激素水平相关？压力是如何让我们生病的，我们又为什么不能毫无压力？想要变聪明，就要喝"×个核桃"？为了年轻，大脑也需要减肥？肠道细菌群如何控制我们的思维？我们能反客为主吗？为什么阿尔茨海默病仍是不治之症？

在书中，老年科学权威贡克教授通过综合探讨大脑与衰老的关系，为我们解答了生活中及医学上对衰老的常见误解，告诉我们在面对衰老时，激素是如何调节并发挥作用的。贡克博士提出，我们从年轻时就要形成对衰老的积极认知，打破对老龄的刻板印象，锻炼语言能力，保持阅读、写作和交谈习惯，为实现健康老龄化提早做好储备。

科学解释老龄化，是近年来不断颠覆的认知的研究领域之一。著者站在全球抗衰老研究的最前沿，用生动简约的语言，为读者解释衰老科学的新发现，是一件既高端又特别有趣的事情。

前 言

人们往往只有两个愿望：

盼年岁长，望韶华长。

——彼得·巴姆

　　长期以来，这都被认为是痴想妄想，但如今却能梦想成真。衰老不再是宿命，而是一个可塑造的过程。人们能得出这一认知，一方面归功于老年生物学（一门研究生物老龄化过程的科学）这一新领域的众多研究人员，另外一方面也得益于抗衰老医生数量的增长。几年前，还有人嘲笑抗衰老这个专业，但是现在该专业已然成为医学界的关键学科之一。那些经常登上畅销书排行榜的抗衰老指南手册也让与衰老相关的最新知识得到了广泛普及。

　　众所周知，那些指南手册的核心信息是，均衡的膳食是健康生活方式的基础；随着年龄的增长，定期锻炼也有助于我们保持健康。所以，我们最好骑自行车上班，多吃蔬菜。这些都不需要我们再过多强调。

尽管膳食和运动十分重要，但它们也不是仅有的两项决定生命活力和健康长寿的因素。此外，还有一个迄今很少为人所关注，却更重要的因素——大脑的思考。不仅我们的消化系统和肌肉骨骼系统能促进健康衰老，而且我们大脑中的850亿个神经细胞也能为之做出贡献。健康衰老能否成功，也与能否保持良好的心态有一定的联系。

在书中，我们将探讨衰老过程如何由"大脑控制"，以及大脑的指挥中心如何调节衰老过程的各个方面。阅读本书大家一定会有一些意想不到的收获。例如，我们能否有意识地影响自己的激素？激素与大脑有什么关系？精神抵抗力是否存在？这种力量是否能训练？为实现互利共赢，我们该如何组织数万亿细菌共存？思考能改变我们的基因吗？

上述问题表明，书中所探讨的内容是一个全新的话题领域。虽然这一领域近几年才兴起，但对抗衰老医学却尤为重要。微生物组研究已经证实，生活在我们体内、体外的细菌能对人的健康起到决定性影响。表观基因组（即我们的第二个遗传基因密码）的发现，彻底改变了我们对遗传过程的理解。因此，本书也对这些新科学分支进行了一次小探索。近年来，这些新科学分支对抗衰老医学的意义越来越大。

如果衰老与大脑息息相关，那么这自然就代表我们必须要保护头部器官免受衰老影响。据《德国医学杂志》官网报道，"21世纪的流行病"神经退行性疾病，尤其是各种形式的痴呆症，正威胁着人类。不幸的是，如何治疗这类疾病，目前尚未找到突破口。但还好人们预防此类疾病的知识储备已有所增加。本书也会对这些预防措施进行全面介绍。

最后，重要的是"衰老在心"，人们迫切需要以全新的方式去思考衰老本身。老年人口比例不断增加，且发展势头不减。问题在于，老龄化社会或《玛土撒拉①的密谋》描述的相关

---

① 译者注：玛土撒拉是《圣经》上记载的人物，据说他在世上活了969年，是历史上最长寿的人，后来成为西方长寿者的代名词。

场景，是否是真的。因为虽然有越来越多的人变老，但由于抗衰老医学的进步，人们保持健康的时间变得更长，这不仅不会对社会构成威胁，反而还能开辟全新的可能性。保持年轻是心态问题，这意味着至少要从一个完全不同的角度去看待衰老。

贝恩德·克莱内－贡克

目　录

第 1 章　激素：控制或自主

激素是生活的导演

本书主题是大脑对身心感觉、身体健康以及衰老过程的影响。

我们从一个简单却有意义的问题开始，大脑究竟是如何与身体的其他部分进行交流的？

在 21 世纪，没有必要再去强调信息和通信技术的极端重要性。至少从理论上来讲，"地球村"的人们是相互联系的。地球上的 70 多亿人正在使用不同的技术进行沟通交流——从传统电话到电子邮件，再到用智能手机进行数据传输。我们的大脑拥有近 1000 亿个神经细胞，这些神经细胞也在不断地与身体中其他的 30 万亿个细胞进行交流。细胞间的交流需要高效的通信技术，我们的大脑甚至会同时使用两种通信技术。

大脑与身体的交流

我们的神经系统是一个信息网，它可以与良好的老式有线网相提并论。从作为上级控制中心的大脑开始，整个机体就被神经系统的无数条神经线所贯穿，这些神经线能分支贯穿到身体的每一个角落。同有线网一样，神经系统的信号传输也要通过电脉冲进行。神经系统不仅可以单边传递信息，即从控制中心到外围，而且还允许信息流向控制中心。这一点在知觉刺激和疼痛刺激的传递中尤为重要。

将电脉冲运用于此类型的信息传输是非常有意义的，因为神经脉冲与电流具有相同的特性，流动得快。接触过热炉板的人都知道，接收"把手拿开"的指令并不需要几分钟。

另外，电流开启–关闭也是相对一维的，并没有太多的选择。这一点也是为什么除了快速神经通路外，我们的身体中还存在着第二个以完全不同方式工作着的信息网。在这个信息网中，信息是由特殊的内分泌腺释放的分子进行传递的，其传导通路不是神经纤维，而主要是血管。虽然这使得运输速度大大降低，但也能创造出全新的可能性。与能快速通过但相对单一的神经脉冲运输相比，大量不同的信使物质通过血液进行运输会发生更加复杂的反应。

激素是人们所熟知的信使物质，它们不仅仅是大脑和身体的信使，同时也是我们生活的隐形导演。尽管它们能完成许多大型任务，但通常都得不到好评。

当 12 岁左右可爱的小孩正值青春期时，当爱人因经前期综合征变得愤怒时，或者当理性的男人因欲望而做出非理性的决定时，激素总会在其中发挥着一定的作用。"不是我……是我的激素"，这是所有声称自己某段时间内、某种内分泌失调的人的标准借口，而这一说辞往往也很难令人信服。因此，可以说激素控制是自我决定的对立面。

信使物质总会不合时宜地蒙蔽我们的大脑，但我们真的是信使物质的受害者吗？我们是否能通过使用大脑来影响激素？下面我们想深入探讨这一问题，借此机会也可以消除一些对激素的偏见。至少，激素这一信使物质不会妨碍我们进行清晰地思考。

更年期的真相：性激素

让我们先从性激素开始。男性性激素与女性性激素存在差异，这导致一系列科普指南将特定的性别行为归因于激素特性。男孩玩乐高、搭积木，女孩玩芭比娃娃；男性穿蓝色衣服，女性穿粉红色衣服；男人来自火星，不会倾听，女人来自金星，不会停车。到目前为止，这些都是陈词滥调。

这些陈词滥调的具体体现多为社会建构性差异，并非实实在在的生物性差异。此外，性激素分类给人的第一印象似乎也并没有那么清晰。女性体内不仅会分泌雌激素和孕酮，还会分泌雄激素。男性不仅受睾丸激素控制，在他们的血液中同样也有大量的雌激素。即使女性与男性在激素浓度方面存在差异，但从激素的角度来看，我们都是混合型生物。

不论性激素浓度如何，都存在一些标准能将女性和男性区分开。女性有更年期，据说，男性也会时不时地经历更年期。然而，这一比较尚无定论。女性在更年期时大多会自闭，不愿意与人交流。从生命的第五个十年开始，卵巢功能会消退。卵巢主要有两个功能，一是提供可受精的卵子，二是分泌性激素。

如果不能产生更多的卵子，那就意味着女性会丧失生育能力。但这对于大多数50岁以上的女性而言，并不是太大的问题。在这个年龄段，她们更乐意让下一代去传宗接代。但突发性的激素缺乏也会给女性带来诸多问题。典型的症状有潮热、睡眠障碍、情绪抑郁。虽然，据统计男性在这个年龄阶段激素分泌也会减少，但与卵巢不同的是，睾丸不会完全停止活动。因此，从理论上讲，男人直至老年仍具有生育能力。八卦媒体热衷于报道73岁的米克·贾格尔（Mick Jagger）或者80多岁的安东尼·奎因（Anthony Quinn）老来得子的新闻。虽然有些毒舌会质疑父亲与孩子的血缘关系，但从生物学来看，老来得子是完全可能的。

实际上，更年期的显著特征就能从根本上将女性和男性区分开来。在生物学上，其他哺乳动物是没有更年期的。除虎鲸外，一般雌性动物到老仍具有繁殖能力。在自然界中几乎不存在与人类女性更年期一样自然的现象。那人类为什么会有更年期呢？这主要是因为，婴儿出生时极不成熟，抚育婴儿也需要很长时间。大多数动物的幼崽只需要几周或几个月就能掌握生存之道，然后独立地度过一生，而人类幼崽则需要15～18年才能做到。在这里，我们根本不想提及那些从未真正长大的孩子的案例。

所以，就此而言，女性生育能力受到限制是完全合理的，这样能确保出生的孩子从始至终都由自己的母亲抚养成人。更年期的真正生物学目的是终止生育能力。也是出于这种原因，女性卵巢功能才会在50岁左右时开始消退。

但是，性激素分泌枯竭对大多数女性并不一定有利，反而会给女性带来副作用。

神经元保护者：雌激素和孕激素

众所周知，更年期会导致一些典型的精神不适症状，如潮热、睡眠障碍和情绪抑郁。然而这些不适只是一方面，另一方面更年期也会导致身体器官发生变化。雌激素是骨骼和血管的保护激素，雌激素的缺乏会导致骨质疏松症或者心血管疾病的发生。近年来的研究表明，雌激素也能保护女性的大脑，如果雌激素缺乏，那么患神经退行性疾病的概率就会增加，并且女性受这类疾病的影响也尤为严重。根据目前的统计数据来看，2/3 的阿尔茨海默病患者都是女性[1]。长期以来人们都解释说，女性的预期寿命高于男性，所以女性患阿尔茨海默病等与年龄相关的疾病的风险更大。但事情显然没有那么简单，如果我们将 1000 名 80 岁女性与 1000 名 80 岁男性进行对比，我们会发现，女性患阿尔茨海默病的比率明显更高。一名 45 岁的女性在其一生中患阿尔茨海默病的风险为 20%，但同龄男性患此病的风险仅为10%。就其他疾病而言，那些数字也会令人惊恐。60 岁以上的女性患阿尔茨海默病的风险是患乳腺癌风险的两倍[2]。

种种迹象表明，实际上这是因缺乏雌激素所致，因为雌激素是女性大脑的一种"主要调节器"，它们对神经细胞的保护能延伸到许多领域[3]。首先是血液循环。雌激素是血管的扩张剂，它能扩张血管，使血液循环更顺畅。我们身体中没有哪一个器官会像大脑那样急需血液供应，也没有哪一个器官有如此大的能量和营养需求。尽管我们的大脑只占人体总体重的约 2%，但却要消耗每天所得能量的约 20%，在汽车行业中人们将其称之为"油耗"，大脑所需的能量是通过血管运输的。

其次，雌激素还能促进神经细胞间新连接的形成。神经可塑性的重要性，我会在"对抗遗忘"一章中详细描述。

最后，雌激素也类似于一种天然抗抑郁药物，它能影响众多神经递质，即大脑中的信使物质[4]。

此外，女性的第二种性激素，孕酮（黄体酮）也具有保护神经的作用。它主要是与 γ- 氨基丁酸（GABA）的受体相结合，具有镇静和促进睡眠的作用，孕酮就好像是身体的镇静剂。更年期可怕的睡眠障碍大多是缺乏孕酮的后果。雌激素主要的作用是保护神经细胞本身，而孕酮有助于再生髓鞘，即覆盖神经细胞的保护膜。再生髓鞘也能预防神经退行性疾病[5]。

是什么在影响女性

两种女性性激素：雌激素和孕酮，都能保护大脑。在这种背景下，建议对已切除子宫的女性仅使用雌激素的激素替代疗法是没有意义的。这类建议的原理是，黄体酮能保护子宫内膜免受雌激素的过度刺激。但是，如果没有子宫，那么这种保护也就没有存在的必要。孕酮不仅仅是一种子宫保护激素，如上文所述，它还能保护女性的大脑。任何将激素简化为单一因素的人，都无法认识到它独特的复杂性。那些把女性简化为生殖器的人，也如出一辙。

尽可能地推迟更年期或者在绝经后仍保持激素分泌，这两种措施都意义非凡。有人可能会问，女性是否能通过改善生活方式、饮食习惯或者心理技巧再次促进性激素的分泌呢？答案是很不幸的，不可以。虽然有些措施可以避免过早的进入更年期，但这是有条件的。众所周知，尼古丁会损害我们的血管。血液供应差的组织，效率相对低下。就卵巢功能而言，这意味着吸烟女性的卵巢功能会比那些不吸烟女性平均提前2～3年衰退[6]。那些还未找到戒烟理由的人，可以看看这一点。

一旦卵巢功能在更年期内消退，就几乎没有办法让其完全恢复活力。虽然也有一些治疗方法，如非常受欢迎的激素瑜伽、针灸和神学疗法，这些疗法也并非完全没有效果，但人们在评估时，要避免哲学中所谓的范畴错误。更年期不同于更年期症状，更年期指的是激素分泌的停止，而更年期症状则是由此而产生的身体和心理方面的疾病。

通过激素瑜伽及类似的疗法，肯定能减轻严重的潮热等问题。下一章我们将详细介绍放松技巧，虽然这些技巧有利于缓解睡眠障碍或者情绪抑郁，但是并不能刺激激素的分泌。更年期后雌激素水平会永久保持较低的状态，这意味着那些技巧对因激素缺乏而导致的器官疾病几乎无效，不仅骨质密度会持续下降、动脉硬化的风险会进一步增加，而且患阿尔茨海默病的风险也会增加。而这些风险只能通过替换缺失的激素这一措施进行规避。

激素替代治疗是福是祸

所谓的激素替代疗法已经实践了 50 多年，然而，它的故事就像更年期一样充满变数。在 20 世纪 80 年代和 90 年代，激素替代还被视为"青春的内分泌之泉"，但在新世纪伊始，这种疗法却声名狼藉。美国的一项大型研究——妇女健康倡议（WHI）研究表明，激素替代疗法存在巨大的风险，它会导致乳腺癌和血栓频繁发生[7]。这项研究对许多女性而言无疑是一个打击，对于妇科医生而言亦是如此。从那时起，结论便是出汗比患乳腺癌好。至此，激素替代药剂的方法在世界范围内以失败而告终。

医学的魅力在于它能持续向前发展，这同样也适用于激素替代疗法这一概念。距激素替代疗法失败已过去了20多年，如今，激素替代疗法的开展方式已与那时截然不同。现在是用生物同质激素来代替人工激素，通过这种方式可以降低患乳腺癌的风险。我们现在也不再以片剂的形式来补充雌激素，而是将雌激素做成喷雾或凝胶让女性涂抹在皮肤上，这样能将患血栓的风险最小化。如今使用的剂量总体来说也明显比30年前要少得多。

尽管如此，但女性对激素替代疗法的恐惧依旧存在。许多女性依然对激素替代疗法持批评态度。她们的心理障碍一如既往地存在。

所以，这里需要再次重申相关的信息要点，更年期的痛苦不仅仅只有众所周知的精神方面的不适，如潮热，长远来看，更年期还会引起器官变化，而且患痴呆症的风险也会明显增加。

精神方面的不适可以通过不同的方法进行治疗。那些不适主要是由激素变化引发的，这意味着，在许多情况下，它们也能自行改善。但与激素缺乏相关的器官疾病不是激素变化的结果，而是持续缺乏激素的后果。所以，它们不会随着时间的推移而有所好转，相反，持续的时间越长，病情就会越严重。针灸和激素瑜伽对这类器官疾病几乎没有任何帮助，预防与激素缺乏有关的器官疾病的最好方法是通过补充激素来替代缺失的激素。

这一结论也能通过大量的研究得到证实，逐一列举将会超出本书的范围，有兴趣的读者可以参考指南《轻松度过更年期》，但其中有一项调查研究应该被提及。该研究表明，是否会采用某种治疗方法，其决定权最终归大脑所有。普通人很少采用这种疗法，在所有正处于更年期和已经经历过更年期的女性中只有 30% 的人选择激素替代疗法。在全职研究该主题的女性群体（妇科医生）中，这一比例高达 96%[8]。深入研究某一主题的人，与那些主要从非专业媒体或 Instagram（国外的一种社交应用，简称 ins）获取知识的人，通常会得出不一样的结论。

前文讲了与女性性激素相关的最重要知识及它与健康衰老之间的关系，现在让我们来看看男性性激素！

睾丸激素让我们更长寿

德国歌手赫伯特·格罗内迈耶（Herbert Grönemeyer）写过这样一句歌词，"什么时候男生能变成男人？"自这首歌曲发行以来，现已过去将近 40 年。至少激素专家（内分泌学家）就该问题给出了一个非常准确的答案：一旦男性的睾丸开始产生睾丸激素，男生就能成为男人。睾丸激素实际上是一种能将男生变成男人的激素。睾丸激素能让男性体毛萌发，肌肉增加，并赋予他们男性特征。当然它也负责生产精子和产生性欲。睾丸激素对性发育的重要性可以通过一个罕见的临床病症得以证实。受"睾丸女性化综合征"影响的患者在遗传上是男性，甚至他们的睾丸也能分泌出正常数量的睾丸激素。由于负责接收的受体有遗传缺陷不能发挥相应的作用，所以会导致那些男性患者像女性一样发育，并且几乎没有体毛（女性无毛症）。事实证明，大自然更偏爱女性。大自然对自身物种的繁衍尤其感兴趣，而女性为此做出的贡献明显更大。要成为男人，就得做出特殊的努力，或者说需要特殊的激素。

睾丸激素就是这种特殊激素。但它是否如声称的那样，是一种抗衰老激素呢？人们对此一直持怀疑态度。兽医学让我们了解到，在雄性动物年幼时给它们做绝育并不会缩短它们的预期寿命。相反，绝育公牛的寿命比未绝育公牛的长，绝育公马的寿命比种马的寿命长。但显而易见的是，这项研究很难在人类身上进行。近年来，早期绝育已经有些过时了。但在很长一段时间内，绝育在世界上的某些地方非常常见。例如，它曾在东方国家的宫廷中践行了几个世纪。而且根据记录可以推算出，宦官的寿命与在那里的其他男性相比并没有缩短，宫廷里太监们的寿命甚至比正常男性的寿命长 12 年 [9]。如果您是一位男性读者，那么在您打电话给最近的医院预约手术之前，请让我简单地提及一些新研究。例如，最近一项 Meta 分析，对多项研究进行综合评估得出的结论是，男性睾丸激素水平低，患心血管疾病的风险高 [10]。血液中睾丸激素浓度最高的男性其死亡率反而最低。

不论长寿与睾丸激素有何关系，但就此而论，它不仅涉及统计学中的预期寿命，而且还涉及个人生活质量。而睾丸激素无疑也会对此做出贡献。

我曾提及性，睾丸激素是促进性欲的激素。雄激素是所有男性性激素的统称，它也能为生活带来活力，这一点男女都适用。如果男人不能从沙发上下来，不能脱下他们的羊毛衫，这肯定是缺乏雄激素的表现。雄激素能增加肌肉、减少脂肪，在大多数情况下正好能达到令人期待的效果，而这也是睾丸激素在运动员和健美运动员中更受欢迎的原因之一。除了我稍后将谈到的生长激素外，雄激素是最有效的激素合成代谢类固醇。

有睾丸激素的寿命是否更长，尚未得到证实。但可以肯定的是，没有睾丸激素的生命似乎更漫长更难熬，因为没有它，生活会变得很无聊。所以，即使是在晚年，也要注意睾丸激素水平。

缺乏睾丸激素意味着什么

上文提到过，男性不会像女性那样经历更年期。因此，像男性更年期（Andropause）或女性更年期（climacterium virile）这样的术语应该从词汇表中删除，因为它们根本就不正确。与卵巢不同，睾丸在整个生命过程中会一直保持活跃的状态。然而，它们的活跃程度会随着年龄的增长而下降。从40岁开始睾丸激素分泌每年会减少0.5%～1%，并且可能也会诱发一些不适症状，这与女性更年期有某些异曲同工之处。性欲减退、动力不足、睡眠障碍和情绪抑郁都是典型的症状。女性更年期的典型症状潮热，也可能会发生在男性身上。

如何正确命名整个事件，医学界尚未达成共识。泌尿科医生喜欢将其称为老年性性腺功能减退症或迟发性性腺功能减退症，以便与年轻男性睾丸功能减退或性腺功能减退症中明确定义的临床症状进行区分。一个非常贴切的拟声术语 PADAM，即"中老年男性雄激素部分缺乏综合征"。人们甚至还可以针对该病症进行相对精确的测量。当睾丸激素水平低于 12nmol/L 时，可被视为缺乏雄激素；低于 8nmol/L 则意味着低于临界值。但只有同时满足以下两个条件时，才有采取行动的必要。

- 出现前文所述的临床症状。
- 被确诊为缺乏睾丸激素。

正如睾丸激素水平的临界被明确界定一样，专家们也希望这一临界值能更加精确一些。男性年轻时的睾丸激素水平差异显著，"个体标准值"实际上也应该以男性青春期时的睾丸激素水平为基础。但是，谁又知道男性年轻时的睾丸激素值是多少呢？人们因身体健康而高兴，根本不会想到在某个时候去测量激素值。对于后辈而言，这是一个非常好的启示。如果极值不是由社区实验室决定，而是由个人病史决定，那么这无疑是迈向个性化医疗的重要一步。个性化医疗是指，治疗疾病时根据患者的自身情况找到量身定制的治疗方法。

男性应该做些什么

如果年老时睾丸激素水平过低，可以做些什么呢？这里有一个好消息，与女性相比，男性可以影响自身激素水平的机会更多。但请注意，在这里我们谈论的是激素本身，而不是因激素缺乏所导致的不适症状。

到目前为止，防止睾丸激素水平下降的最重要措施是避免超重。在大多数情况下也指的是：减脂。

但为什么脂肪组织是睾丸激素的杀手？这主要是因为脂肪组织有一种特殊的酶，即所谓的脂肪组织芳香化酶。这种酶有一个非常特殊的属性，它能将睾丸激素代谢为雌激素。这一特性本身并没有什么坏处，但是睾丸激素自身并不能发挥某些作用，它只能转化为代谢物来发挥作用。

- 一方面，睾丸激素可以被转化为双氢睾酮（DHT），一种超级雄激素，它的作用要比睾丸激素强得多，而且还会导致脱发。
- 另一方面，睾丸激素也可以被转化为雌激素，并且对骨骼系统和大脑产生影响。

上文讲过缺乏雌激素会导致骨质疏松和痴呆症，那么有人可能会问：明明男性体内分泌的雌激素更少，但为什么患这些疾病的却主要是女性呢？而答案就在这里。男性的部分睾丸激素能转化为雌激素，所以，他们年老时患这些疾病的概率就小得多。一位 60 岁男性的雌激素水平一般要比不服用激素替代产品的女性雌激素水平高。这无疑也是女性在更年期后重新考虑激素替代品的又一个原因。

回到脂肪组织芳香化酶这一话题，脂肪组织芳香化酶能将睾丸激素代谢成雌激素。从与年龄有关的疾病角度来看，这对男性而言百利而无一害。然而，如果脂肪组织过多，那么脂肪组织芳香化酶就会异常活跃。睾丸产生的睾丸激素越来越少，这些睾丸激素在脂肪组织中会被越来越多地转化成雌激素。遗憾的是，大多数老年男性都有肥胖问题。中老年男性雄激素部分缺乏综合征敲响了警钟。

如果男性有拯救自身睾丸激素的目标，那么减脂，将会是第一个也是最重要的步骤 [11]。农民都知道，好的公鸡是不会变胖的。这一点内分泌学家可以解释其中的缘由。

除了减脂外，运动也尤为重要，运动也能明显提高睾丸激素水平。然而，并非每种运动都能以相同的方式达到这种效果。力量训练在提高睾丸激素水平方面的作用尤为显著。那些能激活肌肉的人，也能激活他们的睾丸激素。偏爱耐力训练的人，应该将高强度间歇训练（HIIT）纳入其中。众所周知，达到负荷极限甚至短暂超越极限就能深度激活雄激素。相反，纯粹的长距离慢跑似乎只会对睾丸激素起反作用，男性性激素并不是很喜欢马拉松。

快乐和激素真正的杀手还有压力。皮质醇是主要的压力激素，它几乎可以被看作是睾丸激素的直接拮抗剂。这一点我将会在下一章进行详细阐述。目前，除减脂和力量训练外，减压和充足的睡眠也是男性能做的，有益于雄激素的最重要措施。

但与之相反的是，人们通常非常注重膳食的作用。高热量的饮食会导致肥胖，所以，人们理应避免摄入高热量的饮食。用特殊的食物来提高男性性激素的愿望，也并没有实现。虽然有很多建议，但没有哪一种植物"壮阳药"能在科学研究中证明其有效性[12]。这终归不过是一种安慰剂效应罢了。当涉及性行为时，安慰剂效应尤为明显，正是基于此，人们才会持续利用好芦笋旺季。至少从烹饪的角度看，蔬菜确实能给人带来快乐。

"锌"这种物质被证实对提高雄激素有一定的积极作用。人体经常缺乏这种微量元素，而众所周知的是，锌对人体免疫系统至关重要。同时它对睾丸激素水平也能起到积极的影响，这一事实，可以通过前文所述得到证实。锌是一种所谓的芳香化酶抑制剂，换言之，它能抑制脂肪组织中将睾丸激素代谢为雌激素的酶。这种酶我们前文阐述过，它能将睾酮代谢成雌激素。顺便说一下，含锌浓度最高的食物是牡蛎。所以，每次在卡萨诺瓦（意大利花花公子，卡萨诺瓦式人物指的是，喜欢在女人中间厮混，受许多女人钟情的男人）开启爱情冒险之旅前都会吃上一大盘牡蛎，他肯定知道自己在做什么。

如果减脂和牡蛎都不起作用，当然也可以通过激素治疗来补充缺少的睾丸激素。与女性雌激素相似，睾丸激素可以相当优雅的，以凝胶形式通过皮肤单独给药。另一种补充激素的方法是使用长效注射剂，这种注射剂每3个月注射1次，但这种治疗形式只能由专家进行。以下原则始终适用，激素替代疗法只允许恢复正常的激素水平，任何超出这一范围的行为都是在使用兴奋剂。

可以用激素代替健身房吗

兴奋剂——我们介绍下一种激素的良好过渡。因生长激素（human growth hormone, H. 在童年和青少年时期负责整个成长过程而得名，但它仍然可以促进成年人的成长，特别是在肌肉方面。所以，在健美工作室里长期都在进行着贩卖生长激素的非法交易。像阿诺德·施瓦辛格或西尔维斯特·史泰龙这样的动作明星，他们老年时也可能需要赤裸上身站在镜头前拍摄《终结者 n》或《第一滴血 n》，他们喜欢用一点甚至很多生长激素来帮助增肌，这不是什么秘密。

生长激素是一种非常有效的合成代谢类固醇，这一事实毋庸置疑。但它是否也是一种抗衰老激素呢？20 世纪 90 年代的美国抗衰老医生早就给出了答案，他们甚至很快便宣布生长激素是"抗衰老医学界的王牌激素"。那些专门从事生长激素管理的诊所如雨后春笋般冒了出来，但此时，人们的热情却消退了许多。一方面，这种疗法费时费力。生长激素与胰岛素类似，它是一种长链蛋白质激素。这意味着，人们每天必须进行皮下注射。如果它进入胃，就会像其他蛋白质一样，被无情地分解成氨基酸。如果有人试图向您推销口服生长激素，至少现在您应该知道，这其实是江湖骗术。

另一方面，这种乐趣也不便宜。就所需剂量来看，预计人们每月都要为此支付几百欧元。然而，有一点比成本更重要，虽然增肌和减脂都能达到很好的效果，但这并不一定能使寿命延长。在这方面，兽医学界有现成的例子。同人类医学界一样，兽医学界也喜欢在研究长寿时用老鼠做实验。兽医学界的目标是培育寿命超过 5 年的玛土撒拉鼠，并使它的平均寿命增加将近一倍。目前，该记录的奖项已颁发。获胜者是一种所谓的"侏儒鼠"，它是家鼠的一种小型变种，而且它的生长激素受体也被人为阻断[13]。这一实验表明，人们不一定要有生长激素才能健康、长寿。

从科研实验室再到日常生活，如每位狗主人都知道，宠物的预期寿命首先取决于宠物体型的大小。小型犬的寿命很容易达到15—18岁。虽然大型犬的生长激素明显更多，但它们的寿命大多只能达到10—12岁。

目前，人们对人类抗衰老研究也在采取不同的研究方法。其重点不再是研究像睾丸激素或生长激素那样能刺激细胞生长和驱动身体生长的物质。就健康衰老而言，更有效的方式显然是模仿身体内所缺乏的物质，并刺激其修复和再生过程，而并非刺激细胞增殖。去乙酰化酶（长寿蛋白）就属于这类物质。在第5章中您对它会有更深入的了解。所以，再好好考虑是否要注射生长激素，便有了充分的理由。尽管如此，但"激素并非全好，也并非全坏"这一结论依旧有效。重要的是它们要以合适的浓度和正确的比例与其他激素共存。对生长激素而言，外部供应可能帮助不大，但外部供应对刺激机体自身生长激素分泌却十分有意义，因为这永远不会让人进入"嗑药"状态，而且我们在很大程度上也能去影响生长激素。生长激素是一种具有明显昼夜节律的激素，其分泌依赖于时间节律。它主要由脑垂体在夜间深度睡眠的第一阶段分泌，即午夜至次日两点之间。任何一个在这一时间段内还坐在电脑前或者在俱乐部跳舞的人，他们的生长激素分泌肯定都会减少，所以睡眠真的很重要。

体育运动也是如此。生长激素的特性与睾丸激素非常相似，在实践中，这意味着肌肉训练也至关重要。在耐力运动中，大家也应该尽可能在较短的时间间歇里增加运动强度，可以做一些高强度间歇训练。

轻度低血糖也可以持续促进生长激素的产生与分泌，因为它是脑垂体释放自身生长激素的最重要刺激之一。在内分泌学中，所谓的功能性生长激素负载测试也是基于这一原理。注射几单位的胰岛素，让身体出现轻度低血糖症状，然后，借此反应来测量生长激素分泌的增加量。这是一套经典的临床试验程序。当然，此程序只能由专业的内分泌科医生操作，因为如果胰岛素注射过多，被测试人员就会陷入昏迷。

您可能会问，"那我自己能在确保不发生危险的情况下进行功能性生长激素负载测试吗？"答案是"可以"。我在维也纳的同事约翰内斯·胡贝尔（Johannes Huber）教授多年来一直在推荐一种简单方法，即所谓"禁食晚餐"。原则上来讲，这与时下被称为间歇性禁食法大同小异，但重要的是取消晚餐而不是早餐。如果我们从下午 5 点开始就停止摄入热量，那么在午夜和凌晨两点之间正好能达到轻度低血糖状态。而这个时间段恰好是脑垂体分泌生长激素最旺盛的时间窗口。禁食还有许多积极作用，而取消晚餐还有一个额外的好处，它尤其能影响一种激素的产生和释放，虽然这种激素已不再被誉为"抗衰老激素之王"，但它仍然对健康衰老这一过程十分重要。

拥抱催产素

在谈论了那么多与肌肉、男子气概、与男性相关的激素后，让我们将话锋转向价值观完全不同的信使物质催产素。催产素还有一个温馨的别名叫"拥抱激素"。催产素早已被众人所熟知，然而多年以来，主要还是妇产科专家才会使用它。催产素的主要功能是分娩时刺激子宫收缩及哺乳期刺激乳汁分泌。催产素从希腊语直译过来是"快速分娩"的意思。它也像它的称呼一样，作为催产的激素被使用了几十年。如果产房中产妇生产不顺利，医生就会为产妇注射催产素来促进宫缩。

直到 20 世纪 90 年代，人们才发现该激素的"社会成分"。母亲在哺乳时不仅仅只是将母乳喂给婴儿，与此同时还能建立目前心理学上所谓的"连接"，即一种母亲和孩子之间亲密的情感联系。而在这其中起到调节作用的信使物质就是催产素。

催产素不仅在涉及母子关系时很重要，而且它在夫妻关系中也发挥着决定性作用。催产素同哺乳一样，在拥抱或者进行亲密的肢体接触时便会产生。性高潮时身体就会分泌出大量的催产素，此时的"连接"则是通过性满足建立的。

有了这些发现后，人们对催产素的热情便势不可当。随着世界各地的研究小组纷纷投入到这一主题的研究中，人们提出了许多新颖的研究方向。催产素不仅能在亲密的肢体接触时促进人们建立"连接"，而且还能加强群体内部的社会联系。从健康的角度来看，催产素是压力激素皮质醇的拮抗剂，它能降低血压、帮助治疗焦虑症 [14]。如果有诺贝尔激素奖，那么催产素可能是最有希望的候选者。但是，深入研究某个领域，人们总是会在某些方面遇到与整体状况不相符的情况。2011 年，荷兰研究人员在媒体上发表了一项轰动一时的研究成果。该研究表明，催产素能加强群体内部的凝聚力 [15]，但与此同时，对群体外部其他人的攻击性也会被提高。"拥抱激素"的核心是排外？催产素的"阴暗面"突然间就登上了报刊，大为震惊。

我已经多次强调过，激素是一种复杂的物质。根据文化准则和价值观对激素进行分类，对它们而言本就不公平。生物学终究是为保护物种服务，群体内部紧密的"连接"往往与对外、对其他群体的某种排斥相伴而行。对自己后代的爱并不一定会转移到整个环境中，任何曾经见过母兽在感受到自己后代受到威胁而做出攻击行为的人，都能很快理解这种"连接"。

去哪里获得催产素

如前所述，催产素对我们的健康肯定有积极影响。但问题是，我们怎样才能尽可能多得分泌催产素呢？催产素与生长激素相似，也是一种蛋白质激素。只不过它的链长较短，很容易被胃酸分解掉，所以，口服催产素这一方法并不可取。还有一种方法是使用含催产素的鼻腔喷雾，对此研究人员也进行了一些颇有前景的研究。但市面上仍然没有通过必要的临床研究而被审批的制剂。催产素在胃里会很快被分解。网购价格高昂、效果不详的产品也不是什么好的建议。新的问题是,我们可以自己促进催产素分泌吗?

事实上,我们是可以的。在前文我们列举过催产素的产生条件,而且大家实施起来也并不困难。我们的建议并不是"从沙发上下来",而是像格言所说的那样"在沙发上拥抱"。或者更进一步,也可以和伴侣一起上床"为爱鼓掌",如果可能的话再多达成几次性高潮。

关于其他可行的方法,也有相应的指南手册对其进行详细的描述。而我们要解决的最终问题是,如果我没有可以拥抱的伴侣,我该怎么做?答案是,养一只宠物,最好是养一只狗。

在所有宠物中,只有狗才能与人类建立最紧密的联系,并且养狗也有利于抗衰老。因为狗是出色的私人健身教练,如果它想每天至少出去散两次步的话,那您就必须得离开沙发,所以这是件好事。事实上,宠物狗对催产素分泌的积极影响早已得到了充分证实。2010 年,瑞典兽医与动物科学研究院的琳达·汉特林(Linda Hantling)博士撰写了一篇博士论文《人与人和人与动物的互动》,在论文中她论述道,人和狗都能从拥抱或者亲密互动中获益。双方的催产素水平都会上升[16]。

当然，这种情况也适用于猫和其他宠物。美国的一项研究证实，即使是定期给室内的棕榈树浇水也能延长人的平均寿命。尽管室内棕榈树不会拥抱，您也不需要遛它，但是照顾另一个生命会对健康起到积极作用，这一事实也是毋庸置疑的。

下一章谈论压力时我们会再次谈及催产素。现在我们可以放轻松，因为面对激素的伤害时，我们并非束手无策。正确的知识、合适的态度，都能让我们达到目的。激素控制和自我决定并非冤家对头，而是携手同行。

在每一章的末尾，我都附上了本章的核心要点和具体建议。

本章小结

- 更年期本身无法避免，50岁左右卵巢就会停止分泌激素。但与之相关的不适症状可以避免。
- 最新研究表明，个性化生物同质激素替代疗法对女性大有裨益，在抗衰老领域也是如此。这一点您可以向您的妇科医生求证。
- 改变生活方式，男性就能有更多的机会来保持睾丸激素处于较高水平。其中最重要的措施是减少身体脂肪并定期进行重量训练。

- 注射生长激素是一种昂贵且有争议的措施。但通过"取消晚餐"每个人都有机会刺激生长激素分泌。

- 催产素对抗衰老医学越来越重要。亲密的肢体接触是产生更多催产素的最佳方式。

第2章 释放压力吧

没有压力真的好吗

我们生活在一个自相矛盾的时代。客观而言，在过去的半个世纪里，全球绝大多数地区的生活条件都得到了显著改善，人们的预期寿命增加，医疗保健系统更加高效。已经很少有面临饥荒的人，因失业而陷入绝对贫困的人也大大减少。无论是在工作中还是在家务中，繁重的体力劳动都已被机器所取代。19世纪的工人每天都必须要在工厂、田野或矿井中工作12小时，而现如今人们只需要工作8小时，并且大部分工作坐着就能完成。100年前，每家每户每周都要抽出一整天的时间用于洗衣服，但现在洗衣机和烘干机不到一天就能完成这项工作。尽管如此，但一项有代表性的调查结果却显示，许多人都明显感觉到生活压力变得越来越大了。根据一项技术人员委托医疗保险公司所做的研究，80% 的德国人都有压力，甚至还有 1/3 的人长期被焦虑困扰。由于这些调查是定期重复进行的，所以我们能从中看出一些变化趋势。与 2013 年相比，2016 年人们的主观压力增加了 4%。而那时，甚至 COVID-19 还没有出现[1]。

　　压力无疑是一个大问题，因为它会引起继发性疾病。继发性疾病既包含身体不适，如慢性背痛、动脉硬化、呼吸道疾病和肠易激综合征；又包含精神不适，如抑郁症或倦怠综合征。而后者正日益成为一种世界性的流行病。仅在德国，精神类疾病就占所有病假申请理由的 12%。目前，德国总人口中有 5%～7% 的人患有抑郁症，约有 400 多万人口。抑郁症不仅会给患者带来极大的痛苦，还会给社会经济带来沉重负担。如果把诊断、治疗（包括心理治疗）、药物处方、病假和提前退休的费用叠加到一起，那么德国每年的经济损失总额高达 790 亿欧元[2]，这甚至比治疗心血管疾病、癌症和糖尿病加起来的费用都要高。当然，各种各样的因素都会导致抑郁症，比如遗传因素，而且慢性压力在这些诱因中的地位也是毋庸置疑的。这些研究清楚地表明，主观压力越大，心理问题出现得就会越频繁，压力使人生病、使人变老。因此，很有必要在本书中用一个单独的章节来讨论压力。但是当我们谈及压力会让人生病时，还有一点必须要指明，压力并不是只能起负面作用，适度的压力甚至还有利于身体健康，正如上述数字一样充满戏剧性。所以，我们必须要改变对压力的看法。

最有效的长寿方法之一是各种形式的禁食。无论是间歇性禁食、治疗性禁食还是时下最新潮的模拟禁食（为期五天的禁食疗法，但在此期间允许人们吃一些特殊食物），这些方法都意味着吃得越少就能活得越久。禁食会对我们的身体产生一种称为饥饿压力的刺激，在此基础上，我们的机体会做出有益于健康的反应从而来激活去乙酰化酶。众所周知，去乙酰化酶能消除对DNA的损害并刺激自噬。而自噬过程其实就是将分子垃圾从细胞中清除的过程。

长期以来，斯堪的纳维亚人都把蒸桑拿视为一种保健措施。世界上大部分地区都在采用这一措施，并将其作为一种文化流传了下来。暂时将身体暴露在100℃及以上的温度，这是一种纯粹的热应激。但是，这种热应激可以刺激我们的免疫系统、训练我们的血管，因为血管必须要最大限度扩张才能将热量释放到环境中去。

冷应激疗法是一种比较新潮的疗法，这种疗法要求将身体置于极低的温度下。这种冷应激疗法与热应激疗法有着异曲同工之处。为了保持体温，皮肤的血管会进行收缩，当血管收缩时免疫系统就能得到激活。然后，血管会再次扩张为冷却的皮肤提供血液。冷应激疗法相当于是对血管系统进行健身训练。

体育锻炼也会对我们的身体产生一种压力刺激。当机体受到特定压力时，能量代谢会提高，氧化应激也会得到促进。肌肉纤维在分子层面上受损，我们会感觉到肌肉酸痛。运动的健康之处在于我们的机体能找到应对身体压力的方法从而使供血得到改善、抗氧化酶系统得到加强、肌肉纤维的微小损伤得到修复。通常情况下，我们得到的补偿要比失去的东西多，最后还能达到增肌的效果。健美运动员就是完全按照这一原则进行训练的。只有当肌肉受损时，肌肉才会开始增长。

面对不同的压力刺激，我们的身体都能找到积极的应对策略并做出健康的反应，这一点在预防医学中颇为重要，这一现象被称为"兴奋原理"。我曾在《再活 15 年》一书中详细阐述过这一点 [3]。虽然如此，但我们也必须要把握好正确的度。禁食过度，可能会被饿死；蒸桑拿时间过长，可能会被热死；在冰桶里待的时间过长，可能会被冻死。是毒，还是药，取决于剂量。这一结论适用于许多药品，同样也适用于生活中的许多措施。

最后，需要强调的是，压力同样如此，如果过量就会变成毒药。接下来，让我们来仔细地看一看，在这个过程中究竟会发生什么，压力有什么影响，对此我们又能做些什么？

从技巧到医学和心理学

"压力"一词现已无处不在，但很难想象，100多年前它才被引入到医学术语中。早在很久以前，英语词"stress"就有"压力"和"紧张"两种意思，但它们主要是在技术层面用于描述材料的回弹性。直到20世纪30年代，奥地利裔加拿大医生兼生物化学家汉斯·雨果·塞尔耶（Hans Hugo Selye，1907—1982年）才将其应用于医学领域。他的论点浅显易懂，不只是金属才会受到压力，也并不只是物质材料才会在受到压力时发生破裂，这也可能发生在人身上。如今被视为压力研究之父的塞尔耶在当时那个年代就已经知道要区分压力。他将压力分为"良性应激"和"劣性应激"，"良性应激"指的是良好、健康的压力，这种压力对人有一定的刺激性但并不会给人带来负担；"劣性应激"是指消极、负面的压力，这种压力经过长期发展可能会诱发健康问题[4]。

然而，在我们开始还没有使用压力这一术语时，另一位心理压力研究的先驱就已经研究出了压力反应基本原理。

美国生理学家沃尔特·坎农（Walter Cannon，1871—1945年）用"战逃反应"这一概念来描述在紧急情况下身体面对危险所做出的本能反应[5]。而这也的确是面对高危险情况时，人们最有可能做出的两种决策。无论是面对满怀敌意同伴的威胁，还是面对带有攻击性掠食者的威胁，我们都必须要快速决定到底采取哪种策略，是战斗还是逃跑？五万年前，逃跑和战斗是我们祖先生活常态。如今，带有攻击性的掠食者很少会挡住我们的道路，满怀敌意的同伴也不会用棍棒威胁我们，他们只会在办公室刁难我们。

但是，身体对战斗或逃跑所做出的反应是一样的，我们的身体会为最佳表现而做好准备。为了能最大程度给器官供血，血压会上升、脉搏会加快；为了氧气供应能达到最佳状态，呼吸频率会增加；为了能给肌肉提供更多的能量，葡萄糖储备会被调动；凝血系统会高速运转起来，因为在战斗中很容易受伤，必须尽快止血。压力反应就是以这种方式来拯救我们生命的。

但是如果急性压力成为一种长期状态，就会产生一系列问题。血压持续升高会造成动脉硬化，葡萄糖释放量增加会导致糖尿病，凝血系统激活次数过多会导致血栓。

换句话说，应激反应有助于我们在紧急情况下存活下来，但是，如果压力变成慢性，相应的生理警报反应会进入一种持续的状态，那么就会出现问题。应激反应本身是通过激素系统和神经系统这两个主轴产生影响的。首先，轴1（激素系统）激活特殊的激素级联。然后，轴2（神经系统）利用神经元网络传达信号。在这一过程中，所谓的自主神经系统起着决定性作用。

神经系统紊乱

自主神经系统是一个复杂的神经网，它贯穿我们的整个身体，主要用于控制器官功能和维持身体平衡状态（即体内环境动态平衡）。器官不同，功能也不同，如心跳、呼吸、肠道活动或肾脏过滤。虽然我们可以任意收紧骨骼肌，但是绝大多数器官的功能都由自主神经系统控制，不需要我们进行有意识的干预，生活也因此而变得更轻松。如果每次呼吸都必须有意识地发出"吸气—呼气"的命令，那我们就很难有时间进行其他活动。

另一个体内平衡的例子是我们的体温。为了维持身体机能，体温必须保持在37℃左右，而这也是由我们的自主神经系统完成的。热的时候，它会让我们出汗，冷的时候会让我们发抖。出汗时，汗液蒸发能带走热量使身体降温。

相反，发抖可以让能量得到转换从而使身体升温。幸运的是，我们没必要，也不能有意识地控制这一行为，尽管有些时候有些人不想让自己的汗腺那么活跃。交感神经和副交感神经是自主神经系统的两个主要组成部分，它们因其功能也被称为表现神经和恢复神经。

这两种神经系统都由广泛的分支神经纤维网络组成。然而，在副交感神经系统中，一定要将一条主导神经迷走神经，区分开来。迷走神经主要是从肠道和胃出发一直延伸至我们的大脑，用于传递来自消化道的重要信息。交感神经和副交感神经的主要任务是确保内部器官能在尽可能维持恒定的体内环境中顺利运作，所以压力存在时它们就很重要，因为压力会扰乱体内平衡，对此自主神经系统必须迅速做出有效的反应。

交感神经系统的首要任务是为身体的"战斗或逃跑"做好准备。血压上升、脉搏加快、呼吸急促，让大脑处于警觉状态，对外界刺激的感知更加强烈。但这通常也会造成一些长期的影响。回顾过去，我们会惊讶地发现，我们依旧记得那些极度紧张情况下的许多细节。如果压力刺激过大，就会导致严重的问题。对于经历过严重创伤的人而言，创伤后应激障碍（PTSD）就是在脑海中反复出现同一个画面，然后一次又一次地诱发压力[6]。

自主神经系统的首要目标是恢复体内平衡。在经历了由交感神经引起的紊乱和压力刺激后，必须要进行恢复，必须重置体内资源。而这一任务刚好属于带有中枢神经通路（迷走神经）的副交感神经系统。

因此，慢性压力可以在这一层面上得到明确定义。当交感神经系统长期处于激活状态，而迷走神经没有进行恢复或没有进行充分恢复时，就会产生慢性压力。这两个系统都是自主运行的，即没有有意识的干预，因此它们并不容易受到影响。但如果不存在其他可能性，那本书的主题就不会是"衰老是心态问题"了。在进入主题前，让我们再来看看第二个压力轴。

激素警报

在第 1 章我们了解到，与快速神经系统相比，激素轴的反应稍有延迟。但除此之外，它们还有着惊人的相似之处。激素也会为身体的"战斗或逃跑"任务做好准备。同样，如果长期受到压力刺激，那么激素水平也不能恢复到以前的状态，也会导致本章开篇所提到的慢性疾病。

应激激素轴所遵循的信号传导路径与其他许多激素相同。它始于我们大脑的最高激素控制中心，即下丘脑。在下丘脑中，脑垂体中的促激素被激活，这些促激素又能促进靶腺体分泌实际有效的激素。下丘脑中释放的激素被称为促肾上腺皮质激素释放激素（CRH）。它会在脑垂体中释放出促肾上腺皮质激素（ACTH）。然后它们又通过血液流向肾上腺皮质，刺激真正的应激激素，即众所周知的皮质醇。人们也把这条从下丘脑经垂体到肾上腺皮质的路径简称为 HHN 轴。

皮质醇的主要任务是提供能量。我们知道，无论决定选择战斗还是逃跑，能量都是必不可少的。首先，肝脏会为此调动糖原储备，即能量储备。其次，蛋白质也会产生额外的能量。与合成代谢激素（睾丸激素或生长激素）相比，皮质醇是一种可降解代谢激素，而它产生的结果也是可测量的。如果皮质醇水平持续升高，那么骨骼和肌肉质量都会退化，同时睾丸激素也会受到影响。当一个 HHN 轴全速运转时，另一个轴就会被下调，即下丘脑通过垂体到达生殖腺，然后性激素释放就会减少。在上一章中，我们提到过，压力是欲望杀手。现在我们应该就能理解，到底是哪些信号路径导致了这种情况 [7]。

此外，皮质醇也会抑制免疫系统。在医学上，经过化学方法改良后的皮质醇会被用来治疗自身免疫性疾病或抑制器官移植后的排异反应。然而，所有必须长期服用制剂的人都知道，服用这种药物会产生许多副作用。由压力引起的高皮质醇水平也有十分相似的影响。

压力可以被测出来吗

现在的问题是，是否能测量体内皮质醇的数量，从而获得自身压力水平相关的信息？至少前者肯定是可行的，但是单次血液检测不足以测量体内皮质醇的含量，因为即使是在自然状态下，与压力无关的皮质醇的分泌也会明显受到昼夜波动的影响。早上体内的皮质醇含量最高，因为实际上皮质醇是一种能让我们在睡一夜醒来后开始新的一天的激素。随后，皮质醇水平就会在一天内逐渐下降，并在夜间达到最低值。夜间褪黑素在体内占据着主导地位，所以很显然，慢性压力不仅仅是快乐杀手，它还是睡眠强盗。

为了测量一天中应激激素皮质醇的含量，我们至少应该采集 3 份血液样本（上午、下午、晚上）。由于这并不是一件容易的事情，所以大家也可以在家自行进行唾液测试。

我们现在也了解到了一些有关激素的其他信息，几乎每种激素都有拮抗激素。皮质醇也是如此，当它释放激素时它的拮抗激素就会出现。大家应该记得当下丘脑的应激激素轴从 CRII 开始时，身体就会分泌一种激素，这种激素可以减少皮质醇的释放，而这种激素我们对它应该很熟悉了。

它就是令人喜爱的拥抱激素——催产素。肾上腺皮质本身也有一种皮质醇的激素拮抗剂，即脱氢表雄酮（DHEA）。作为性激素的前体激素，它长期以来都在抗衰老医学中享有良好的声誉。不仅如此，它还是皮质醇的直接拮抗剂，这使它成为一种抗应激激素。因此，充足的脱氢表雄酮水平是很重要的[8]。不同于皮质醇，脱氢表雄酮没有明显的日常循环，简单的血液样本就足够了，但是，最好能确定它的硫酸盐形式，即硫酸脱氢表雄酮（DHEAS）。

尽管我们在医学上总是喜欢测量一切，但不得不承认的是，通过激素情况来诊断"压力"并非一件容易的事。每天升高的皮质醇水平就能证明这一点。但是皮质醇水平低并不能证明机体没有遭受压力，有时可能刚好恰恰相反，由于长期处于压力之中，激素压力反应不再起作用，或者身体已经没有太多的皮质醇对相应的刺激做出反应，而这就是一种典型的"倦怠"[9]。

最重要的是，近几年来人们已经找到了客观且不易被干扰的诊断方法。在测量所谓的心率变异性（HRV）时，通过连接在胸壁上的电极来测量心率。与人们的普遍想法相反的是，心率并不是很有规律的，因为它受限于精细调节的可变性，这就意味着心率会不断波动。根据身体或精神压力，我们的自主神经系统（交感神经和副交感神经）会调节心脏跳动频率，并根据内部和外部信号进行调整。一方面，如果跳动频率的频谱很宽，那就意味着我们的机体能在最短时间内对新情况进行最佳调整，即压力处理系统运转正常。另一方面，如果心率变异性降低，变得越来越单调并且受限，那就表明身体不能再对压力做出最佳反应。理想中灵活的应激反应让位于越来越僵硬的下意识反应。最终，压力就会变成毒药。

我们能从这里了解到由自主神经系统调节的压力轴。对于压力，我们不会去测量神经活动本身，因为这在临床常规中是很困难的。但是，我们可以了解到心脏是如何由自主神经系统的两个主要分支控制的，即交感神经和副交感神经（表现神经和恢复神经）。其结果也可以通过图像化的方式进行描述，并且还能令人印象更加深刻。如果心率变异性变得越来越受限，那么人们就能从字面上看到

"生命之火"是如何逐渐熄灭的，这也是"倦怠"的发展过程[10]。

慢性压力的健康风险

那么，这些压力会对我们的健康产生什么样的影响呢？前文中我们曾提到过一些。众所周知，长期性高血压不仅是动脉硬化的病因，而且还会导致心肌梗死和脑梗死。高血糖水平在急性压力期间是有益的，因为它能为我们的身体提供更多的能量。但从长期来看，它们会导致代谢性疾病，如糖尿病。持续升高的皮质醇水平会削弱免疫系统，从而增加易感性。

但其后果却远不止于此。例如，慢性压力会激活我们细胞中的一种物质，其名称有点烦琐——核因子 κB（NF-κB）。NF-κB 还是激活促炎症细胞因子的核心开关点。这些组织激素是引起慢性低阈值炎症过程的实际诱因，现在已被确认为是影响衰老的决定性因素之一（炎症）。在大脑中，这些慢性低阈值炎症过程会加速诱发神经退行性疾病，并导致痴呆。慢性压力也会损害线粒体，即我们细胞中的动力装置，线粒体的主要任务是为我们提供能量。随着时间的推移，这种功能会变得越来越差。线粒体受损是众多衰老因素中又一个重要的诱因。如果线粒体因慢性压力额外受损，能量供应就会受到更大的损害，然后就会导致疲惫和慢性疲劳综合征，这两种症状都是典型的与压力相关的疾病症状[11]。

压力加速衰老过程

有一个相对较新的发现，慢性压力对衰老过程有直接影响。衰老过程基本上是由所谓的端粒控制的。端粒是位于染色体末端的 DNA，它们在细胞分裂中起着重要作用。细胞每分裂一次，端粒的长度都会有所缩短。如果达到临界极值，细胞就会因为不能分裂而死亡。所以，端粒的长度是衡量生物寿命的标准之一，也正因如此，端粒才被看作是"细胞的生物钟"。这主要是由分子生物学家伊丽莎白·H.布莱克本（Elizabeth H. Blackburn）及其团队发现的。2009年，她们因这一发现获得了诺贝尔生理学或医学奖。伊丽莎白·H.布莱克本还发现，端粒缩短的速度是可变的。有一些因素会加速端粒的缩短，但是，也有减缓端粒缩短的方法。长期的压力就能使端粒快速缩短并加速衰老过程。为了证明这一结论，伊丽莎白·H. 布莱克本对那些承受巨大压力的人进行了研究，由此我们也能学到一些关于压力现象的知识。她没有选择那些通常被认为工作压力巨大的群体，即工作量大的管理人员，作为实验群体，反而选择了长期在家照顾亲属的群体。无论是不得不照顾残疾儿童的单亲妈妈、还是必须照顾父母患有痴呆症的人，他们都要承受着巨大的身心压力。在生活中他们几乎没有时间放松或者调整自己，因为家庭护理是一份 24 小时工作。所以这些才是真正的压力源，而不是那些漫长的工作日，在那些漫长的工作日里大家可以在轻松平和的氛围中结束工作。通过研究那些因在家照顾亲属而长期承受压力的人，伊丽莎白·H. 布莱克本得出了一个确切的结论，他们的端粒被最大限度缩短了。没有其他因素会对端粒长度产生如此不利的影响[12]。

先不谈压力的影响，基于伊丽莎白·布莱克本 H. 所选择的实验群体，我们必须仔细探究一下，到底哪些因素会诱发对我们有害的压力？显然不仅仅只有大量的工作。英国心理学会定期会公布一份"十大压力源"清单。它最后一次在 2017 年公布的"十大压力源"是，亲人逝世、入狱、因洪水或火灾失去家园、重病、失业、离婚或与长期伴侣分居、身份被盗、意外财务问题、新工作及位居第十位的婚礼筹备[13]。而这也再次证明，结婚不可太过频繁。虽然部分压力因素长期稳居榜单，如"亲人逝世"这一因素就一直位居榜首，但其他因素似乎会受到社会变迁的影响而有所波动，如"离婚"这一因素就从 1967 年的第 2 位滑至现在的第 6 位。在 20 世纪 60 年代，离婚还是一件羞于启齿的事情，但如今，离婚不仅越来越常见，而且也能被大众所接受。

控制压力来源

那么接下来，让我们抛开导致压力的因素转而谈谈如何控制压力。不同的人面对相同压力源时，处理方式也会各有千秋。毫无疑问，个人的性格特征在其中起着重要作用，这一点我们会在接下来的章节中进一步探讨。然而，还有一个因素显然也具有决定性意义，或者也可以说，对"人们是否能从源头上控制压力"这一问题的回答，具有决定性意义。

关于这一问题，我们能从小白鼠实验中得到进一步解答。研究人员通过金属地面向笼子里的老鼠进行轻微电击，老鼠们会感到极度不适并表现得很紧张。然后，研究人员在笼子里安装一个开关，以便老鼠在触发开关后就能逃到隔壁不会受到电击的笼子里。老鼠们很快就领悟到这一点并利用这种方法进行逃生。其结果是，第一波电击几乎不会对它们造成什么压力，因为它们知道有出口可以逃生。而另一组没有开关可供逃离的老鼠，即使没有第二波电击，它们对电击的反应也更为强烈。研究人员后来又把这一批老鼠放进装有开关的笼子里，大多数情况下它们都没有去触发开关。它们战战兢兢地缩在角落里，忍受着一次又一次的电击。显然，压力也是可以被记住的[14]。

但压力也可以被遗忘。换句话说，我们可以学会更好地应对压力，这也将是本章最精彩的部分。毫无疑问，最容易想到的减压方法是尽量不去做引起压力的事情。就这点而言，有必要好好总结一下，在生活、工作以及家庭中有哪些压力源可以避免或者至少降低其发生频率。比如前文提到的"不要结太多次婚"，再比如不要反复对同一件事情或同一个人生气，要么化解矛盾，要么顺其自然。同样在大多数情况下，并没有必要在临睡前回复邮件，因为第二天总有时间回复。在没有屏幕蓝光干扰褪黑素分泌的情况下，我们能精力充沛、身心愉快地开启新的一天。然而，有些常见的减压方法反而会适得其反，如试图通过抽烟、吃甜点或饮酒来对抗压力。

如何有效应对压力

减少压力源固然行之有效，但我们很快会发现，并非所有压力都可以缓解。不管是在生活中，还是在职场中，总有一些压力是我们光靠积极的心态无法应对的。并且世事无常，我们免不了会受命运的捉弄，我们也不知道生活什么时候就会给人当头一棒。

因此，比减少压力更重要的是提高应对压力的能力。虽然我们只能在一定程度上减轻压力带来的影响，但我们能通过系统的训练来应对压力，即调整心态。在这方面，一些古老的方法能有所帮助。约 2500 年前，亚洲就出现了诸多精神流派，冥想和放松技巧是那些精神流派不可或缺的一部分。当然，这些方法并不是为了减轻压力而发明，因为当时甚至都没有压力这一概念。保持平静、专注其实是为了更好地认知自我，在理想情况下达到天人合一的境界，即涅槃。念珠祷告其实也是一种冥想，很多人可以通过冥想去思考自我。

由此可以断定，借助各式各样的冥想方法不仅可以达到一种豁然开朗的境界，而且还非常有助于身心健康。

定期冥想最显著的效果是可以降低血压、增强免疫力、改善睡眠。

许多瑜伽馆还将纯粹的冥想与身体动作相结合，在西方特别流行的哈他瑜伽，不仅可以促进血液循环、增强肌肉，而且它还是一种理想的筋膜拉伸训练。

与冥想相似的还有一种方式叫气功，国外将其称作"静舞"。在中国，每天有上百万人练气功，他们或是在家独自练习或是在公园集体练习。无论是儒家学派的气功，还是道家学派的气功都融合吸收了几百年的运动学说将不同的动作姿势缓慢而流畅地连贯起来。

顺便提一下，中国人向来注重务实，所以很早便发现气功可以强身健体，而气功也成了中国传统医药学的重要组成部分。"气"代表精力、呼吸和生命活力，而"功"从工、从力，意味着费时费力的方法。将两者结合起来便是中国老年人保持思维敏捷和腿脚灵活的秘诀。"气功既可以平缓焦躁、予人安宁，又可以驱散疲惫、恢复精力"，这是我从一位中国友人那里听到的关于气功最绝妙的描述。

东方冥想在传入西方后，也开始适应当地的需要，被"本地化"。总的来说，就是取其放松技巧，弃其精神内涵。

德国精神病学家、心理治疗师约翰内斯·海因里希·舒尔茨（Johannes Heinrich Schultz）根据自我催眠原理研发出了"自生训练"的方法。这套方法就是让人在脑海中重复描述能让人感到愉悦的句子，比如"右臂很暖和""我的腿很重""心跳很平稳"。通过重复这些公式化的暗示语，人们可以实现自我催眠，在不借助外力的情况下就能达到所期待的效果。几次训练后，练习者只需要默念"我很平静"这几个字，就能达到深度放松的效果。

几乎同时期，美国医生、生理学家埃德蒙·雅各布森（Edmund Jacobson）研发出一套渐进式肌肉放松方法，该方法后来以他的名字命名。雅各布森充分认识到精神压力通常会导致肌肉紧张，出现颈部抽筋、咬紧牙关等情况。他这套疗法的独特之处在于，反其道而行之，通过放松肌肉来减轻压力。相应的练习简单易学，所有掌握要领的人随时随地都能使自己处于放松状态。而且此疗法能有效解决入睡困难的问题。

20世纪70年代，美国分子生物学家乔·卡巴金（Jon Kabat-Zinn）研发出了一套将冥想和瑜伽训练完美结合的正念疗法（MBSR）[15]，这套疗法在德语国家人尽皆知。这种冥想方法的基础不是沉浸在某一思想或某一话语中，它所追求的正好相反，练习者只需静静地站着或坐着来觉察当下发生的一切，包括外部的噪声、气味以及内部的呼吸、感觉或者想法。其中的关键是不做任何评判，只仔细地体会不同的感受。通过"身体扫描和环境扫描"人可以进入到一种"活在当下"的状态，"活在当下"现已成为一句流行语，卡巴金就是最早提出者之一。如今正念减压疗法已基本标准化，人们通过八周的课程就能轻松掌握此方法。

当然，本书只能简述不同的减压方法，若是对此展开全面介绍那将超出本书的范围。我最想说的是，有很多方法可用于针对性减压。各种形式的冥想方法有效且无副作用，至于最终选择哪种形式取决于个人喜好。想要将冥想与自我探寻相结合的人会选择原汁原味的东方减压法，不关心精神升华和宗教信仰的人则会选择更为务实的西方改良版减压法。

另外，不仅仅是在冥想领域，在选择以运动为主的放松练习时也是同样的道理。与儒家伦理相比，如今在健身房练习普拉提的人却对拥有一对"蜜桃臀"更为感兴趣。德国健身教练约瑟夫·休伯特斯·普拉提（Joseph Hubertus Pilates，1883—1967 年）曾大方承认，他在开发普拉提时受到过东方瑜伽的启发，尤其是中国的气功。

冥想中的脑科学

冥想的效果在多大程度上得到了科学证实，上述提到的方法是有助于身体健康还是只能提供精神上的愉悦？冥想是否能抗衰老？又是否能改变大脑？

以上问题长期备受争议。冥想有助于降血压、降脉搏，这通过简单的仪器测量就能得知，但它对大脑产生的效果却很难验证。事实上，很多神经学认知都是基于对动物所进行的研究，如对老鼠进行压力测试或者让老鼠长时间在跑轮上运动。结果证明，长期处于压力状态下的老鼠患痴呆的概率和人类一样，会随着年龄的增长而增加。以上这些都能在实验室以标准化的方式进行实验，研究人员可以对老鼠的大脑进行观察，看其是否会发生变化。然而动物实验在精神方面的研究却有一定的局限性，因为老鼠没有主观能动性，所以我们只能依赖于对人类自身的研究。在一系列实验之后将人脑取出来置于显微镜下研究，这显然是不现实的。

但这几年取得的技术进步为我们提供了其他可能性。如今借助功能性磁共振成像（fMRI）或正电子发射型计算机断层显像（PET）等成像方法，可以实时观察人脑的运转情况，同时也可以在相当长的时间内观察神经元结构的变化。

目前这类方法也可以用来研究冥想对大脑产生的影响，其结果证实了长期冥想可以增加大脑灰质的厚度。换句话说，就是神经元会增加，即神经细胞间的联系会增多。这类变化在负责记忆和批判思维的海马体以及额叶中尤为明显。

脑电图（EEG）很早就用于研究人体大脑功能。与心电图获取心电流的方式类似，脑电流是通过头皮获得的。通过不同的脑电图图谱即不同的脑波频率，可以获得有关大脑功能状态的推论，也可以观察到冥想者大脑的显著变化。θ波是衡量大脑放松程度的指标，它在冥想状态中明显占据主导地位。一个有趣的现象是，有些冥想者不仅能获得内心的平静，而且还能获得一种超然的体验，而此时他们的脑电图就会突然变得截然不同，在这种状态下γ波占据主导地位。γ波不是经过大脑某一区域，而是快速扫过整个大脑。这是一次多么真实的、覆盖整个大脑的体验[16]。无论如何，振奋人心的一点是，曾被视作神秘之术的冥想，如今得到了现代科学的证实。

实践出真知

我们很难从以上众多冥想方法中选出一种最有效的方法，但最佳的研究方法显然是正念减压疗法（MBSR）。原因很简单，即只需通过为期8周的标准化课程，就能较快地掌握正念减压疗法。因此有很多学过该疗法的试验者可供研究，科学家最喜欢的数据莫过于这样"标准化的研究数据"。通过正念冥想减轻压力的科学数据是如此令人信服，所以如今许多医生都将其视为一种"黄金准则"，并将这种方法逐渐运用到患者的治疗中。

但有一点需要说明，正念减压疗法能成为科学界的"宠儿"，主要是因为这套方法由一位科学家在进行了详细深入的研究后研发出来的。但是，这并不能说明其他方法不能达到相同的效果。每个人都可以尽情尝试适合自己的疗法。科学需要标准化，但现实生活需要个性化。从抗衰老的角度来看，无论最后选择哪种方法，将定期冥想融入日常生活无疑是一种明智的决定。

本章小结

- 压力并非只有负面作用，根据毒物兴奋效应原理，轻微的压力刺激，如饥饿、寒冷、炎热等，对我们的健康甚至还有积极影响。
- 慢性压力会对人体产生危害。分析一下生活和工作中有哪些可以避免的压力源，您总会找到几个。
- 应对压力比逃避压力更重要，关键在于要努力抑制压力的产生。当人面对压力手足无措时，压力就会转化成一种负担。但实际上这种情况却并不常见。

- 冥想、瑜伽、太极等古老方法有助于缓解压力，也就是说，人们可以学会放轻松。

- 针对西方需求量身定做的一系列放松疗法虽然舍弃了精神升华的部分，但是却简单易学也容易实践。所以，不妨花些时间去尝试寻找适合自己的最佳疗法。

第3章 心理也有免疫系统

复原力的价值和提高方法

众所周知，人体有一套免疫系统可以帮助识别抵抗病原微生物并清除体内的毒素和异物。简单来说，免疫系统就是保卫健康的第一道防线。但是正如前一章所介绍的那样，人不仅会患生理疾病，精神也可能会受到创伤，从而引发心理疾病。那么问题又来了，是否有精神免疫系统呢？

事实上是有的，虽然人们对这方面的认识相对浅薄，甚至用于描述"心理免疫系统"概念的词"复原力"也才出现不久。严格来讲，"复原力"根本不是一个医学术语，它与压力类似，最初也是材料科学中的一个概念。"复原力"一词源于拉丁语"resilire"，意思是反弹、弹回。在可回收材料学中"复原力"一词是用来描述，橡胶这类材料在压力作用下会发生形变，当压力不再作用时便会恢复原形。而当复原力描述人时，则指的是个体在承受心理压力和受到创伤后不会崩溃也不会长期处于痛苦之中的一种能力。复原力强的人在面对心理压力时可以丝毫不受影响，哪怕是处于极大的压力之下。一些典型案例可以证实这种精神抵抗力的强大作用。由于政治原因，南非的民权活动家纳尔逊·曼德拉（Nelson Mandela）曾在监狱中度过了 28 年。其中大部分时间他都被单独关押。如果是复原力差的人遭遇相同的经历，极有可能会崩溃，或者至少遭受严重的心理创伤。但曼德拉却相反，在无罪释放后他向世人证明了自己绝佳的精神状态，并在不久之后当选南非总统。曼德拉就任总统后依旧保持超强的复原力，他没有对先前的施虐者进行报复，反而是带领南非走上了和解之路。

娜塔莎·卡姆普什（Natascha Kampusch）事件一直流传于奥地利及周边德语国家。1998 年，10 岁的娜塔莎被一名陌生男子绑架，随后在一座"地牢"中被囚禁虐待长达 8 年。2006 年，18 岁的娜塔莎凭借自己的力量逃出了魔爪。在她逃跑的短短几周后，娜塔莎就在电视访谈中讲述了她 3000 多天里所遭受的苦难。然而，访谈中娜塔莎平静自如的表现让很多观众不禁对故事的真实性表示怀疑。但种种细节很快证实了这起可怕的事件确实曾经发生过。一个小女孩是如何在一个精神变态者手中度过了与世隔绝的 8 年，并且没有留下任何心理创伤？这一问题至今都还吸引着心理学家们。

想要解释复原力也不一定非要列举这些极端案例，我们身边也总有一些人能以惊人的镇静来应对命运的沉重打击，如亲人逝世、患癌、解雇等；但有些人却在受到与之相比微不足道的压力后便脱离轨道、迷失方向。

一场始于夏威夷的实验

复原力强的人为何如此出众，是什么促使他们拥有这种令常人为之羡慕的"不倒翁精神"？这种性格特征是与生俱来的，还是后天养成的？几十年来，对复原力的研究都一直致力于探索这一问题。这项研究始于 20 世纪 50 年代的夏威夷，一个谁都料想不到的小角落。

在大多数欧洲人心目中，夏威夷风景怡人，岛民乐天知命，他们的日常就是在沙滩上跳跳草裙舞。但这无疑是一种现代人的刻板印象，因为 20 世纪 50 年代的夏威夷并非如此。当时的夏威夷群岛^①还没有成为美国的一个联邦州，当地也未开发旅游业。夏威夷岛上充斥着如今只有在所谓落后国家才能看到的景象，贫穷、落后、缺乏前景，酒精和毒品泛滥，事实上也只有风景才能让当地人感到如天堂般的美好。

一个美国的发展心理学家埃米·维尔纳（Emmy Werner）在此开展了一项开创性的研究。他生于德国，但在美国从事科学研究。受美国加利福尼亚大学的委托，维尔纳带着她的团队开展了一项至今仍在进行的研究项目。她将考艾岛所有 1955 年出生的儿童都列入研究范围，然后追踪他们的整个人生过程。在这 698 名儿童中，有 201 人生活在有问题的原生家庭。他们的家庭支离破碎，有人从小遭受暴力，还有人生活在充斥着毒品和犯罪的环境中。埃米·维尔纳对这类儿童尤其感兴趣。

如研究人员所预料的那样，其中有 2/3 的儿童都误入了歧途。在校时，那些孩子的学习问题和行为问题就已经十分突出了，而且大多数人在青少年时就开始吸食毒品、违反法律或者患上了精神疾病。但这一切都在意料之中，因为在破碎家庭长大的人，确实很难拥有正常的人生。

---

① 译者注：夏威夷群岛 1959 年才被正式纳入美国版图。

但是另外 1/3 的人，也就是 201 名来自问题家庭的儿童中还有 72 人并未如预想般偏离正常生活的轨道。他们以优异的成绩毕业，建立了稳定的人际关系并且事业有成。1995 年，对这批人进行的定期调查显示，40 岁时他们中也没有人有过犯罪记录、失业或者必须接受国家救济的情况[1]。

由此证明，即使在最艰难的条件下也有可能获得成功的人生。有人自然而言地就会有以下的疑问，是什么使得这 1/3 的孩子不同于那些走上失业、吸毒和犯罪道路的孩子呢？或者换句话说，是什么让这 1/3 的孩子拥有如此强大的复原力？以上问题也是埃米·维尔纳后续研究的重点。

这一问题的答案并不唯一。研究人员很快便找到其中的关键因素——纽带。虽然这些复原力强的考艾岛孩子都来自破碎家庭，但他们都找到了一个可以关心自己的陪伴者。孩子们与陪伴者建立了信任关系并长期从他们那里获得指导。他们可能是家庭中的某位成员，慈爱的奶奶或者体贴的叔叔，也可能是善解人意的老师或者教区的牧师。最重要的是，这些孩子的生命中都存在这样一个角色，会给予他们信任和关爱，并在危急时刻施以援手。这种亲密持久的关系就是"纽带"，它是"复原力"领域中最大的保护因素。这则关于"复原力"研究的第一重认识也在后续调研中不断得到证实，之后其他因素也被陆续补充了进来。而在深入讨论其他因素之前，首先需要研究的问题是，环境是否真的对精神抵抗力起决定作用，或者说复原力强是一种天生的性格特征吗？复原力是人类基因的产物吗？

人类为什么会有复原力

维尔茨堡大学医院研究分子精神病学的团队于 1996 年首次发表的研究结果将这一问题的答案指向了基因。克劳斯·彼得·莱施（Klaus Peter Lesch）教授的研究团队发现，含有 5- 羟色胺（5-HT）转运体指令的基因存在两种不同的变体。5- 羟色胺俗称快乐激素，作为一种神经递质它能使大脑获得平静，帮助减缓不安并抑制愤怒。反而言之，缺乏 5- 羟色胺则被认为是诱发抑郁症的重要因素。维尔茨堡研究团队发现并命名的 5-HT 基因会影响 5- 羟色胺的代谢，该基因的两种变体会以不同的方式对 5- 羟色胺的代谢产生影响。短等位基因显然更容易导致精神上的不稳定并引发抑郁，而 5-HT 长等位基因却可以使精神状态变得更稳定[2]。这一发现引起了整个社会的巨大轰动。显然研究人员已经发现了首个"复原力基因"。后来研究人员又对遭受过严重精神压力的人做了一系列的研究，包括心理健康测试和基因测试。其中有一项研究主要是针对经历过 2004 年美国飓风灾害的受害者，这项研究表明，携带 5-HT 短等位基因的人更容易患上创伤后应激障碍[3]。

但是将"快乐基因"和"抑郁基因"简单地区分为"好"基因和"坏"基因的做法是不可取的。随之产生的问题是，大自然究竟为什么会产生"坏"基因呢？如果它们只会引起弊端的话，早就应该被基因库淘汰了。

这也证明了 5-HT 变体会对人体产生何种影响主要还是取决于所处环境。携带短等位基因的人更加感性，因此在危机下更脆弱。但从另一方面来看，感性本身也并非坏事，感性的人高度敏感，往往极具创造力，他们在艺术领域的造诣比钝感力强的人更高。瑞典研究员托马斯·博伊斯（Thomas Boyce）就曾提出"兰花型儿童"和"蒲公英型儿童"这两个概念，用以描述环境对不同基因构成的影响。"蒲公英型儿童"拥有坚韧的意志，即使是在寸草不生的砾石上也能茁壮成长，而"兰花型儿童"缺乏无微不至的照料便会枯萎，但是在精心呵护和适宜环境下，他们也可以绽放出美丽的花朵[4]。

我们需要密切关注如何提高精神抵抗力、增强复原力，但我们这样做不是为了在情感上变得麻木不仁，也不是为了在面对世界的苦难时像冷血动物一般无动于衷。"同理心"是人之所以为人的重要特征。这并不是说，面对命运打击时内心毫无波澜，而是在历经坎坷后依旧能云淡风轻。或者正如诗人彼得·吕姆科夫（Peter Rühmkorf）在他最美诗歌之一中所表达的那样，"保持触动且抵抗"。

影响复原力的因素

维尔纳在首次研究中就从夏威夷岛儿童身上发现，纽带和社会关系网络是抵抗精神痛苦和心理压力的基本因素。此研究还发现了有助于增强复原力的其他因素，其中最重要的一个因素是人们通常所说的自我效能，即凭借自身和个体行为对世界产生影响的自信程度。自我效能感强的人在面对重大危机时，不会去寻找罪魁祸首，也不会陷入震惊或者受害者的角色无法自拔，他们会去找寻出路和解决办法，同时坚信自己一定能完成此事。这类人的人生信条是美国前总统贝拉克·奥巴马在第一次竞选中曾使用过的口号，"是的，我们能行！"（Yes，we can！）

显然自我效能感通常和另一性格特征（乐观主义）有关。通常情况下，这种相信一切最终会有好结局的态度有助于解决问题，但也并非绝对。无论如何，乐观的态度比起心理学家所说的灾难性思维更有助益。总把事情往坏处想的人很难提供解决问题的方案，大多数情况下只会徒增问题本身所带来的压力。

谈到解决问题的方法，其实智力也有助于我们增强适应能力。因为它可以帮助我们打破固定的思维和行为模式，思考出全新的解决方案。

另一个积极因素是外向。外向是指一种乐于与他人交往并建立社会纽带关系的性格，通过他人的帮助通常能让问题更容易被解决。正如前文所述，社会纽带是影响复原力的最重要因素之一。

幽默的重要性也不容小觑，它早已被视为心理免疫系统的一部分。当然我们不可能对所有事情都开怀大笑，但如果我们能用幽默的方式来缓解紧张或者面对自己的失败，那我们不仅能让自己放松，还能对周围的人产生积极影响。1964年拍摄的经典电影《希腊人佐巴》就是个很好的例子。在片中，安东尼·奎恩（Anthony Quinn）扮演的主人公帮助英国作家巴西尔（Basil）重新开发克里特岛一座废弃的褐煤矿。这项工作的重点是建造一条索道用以从山上运输矿井所需的树干到山谷中。经过耗时耗力的工程后，索道本该投入运行，但结果却事与愿违。树干开始滚动、断裂，撞上支柱，整条索道就像"纸牌屋"一样轰然倒塌。矿井重开的计划可以说是惨遭失败，令人唏嘘。

在震惊中沉默片刻后，佐巴（Sorbas）对他郁闷的英国雇主说出了那句著名的台词，"老板，你见过比这更壮观的崩塌吗？"电影结尾，大家放声大笑，跳起了"塞达基舞"，喝着希腊酒，在海滩上伴着米基斯·塞奥佐拉基斯（Mikis Theodorakis）的电影配乐尽情舞蹈。复原力差的人面对索道崩塌的反应可能会大不相同，但如果这样，也就不能成就一部如此优秀的电影了。

最后一个关于影响复原力因素的问题是，这些难道不是性格特征吗？性格不就是与生俱来，年轻时可以塑造但年老时无法改变的吗？至少在很长一段时间里这些都是主流观点，科学界也一样，但本书有不同的看法。科学的生命力在于对事物进行详细定义，但要定义像"性格"这样模糊且复杂的概念，显然是不容易的。

从"四体液学说"到"大五人格模型"

试图根据不同的性格特征将人进行分类，这种尝试一直存在，其中最著名的莫过于古希腊的"四体液学说"。古希腊医学认为人在本质上会受到四种不同体液的影响：黄胆汁、黑胆汁、黏液和血液。根据这一学说，疾病主要是由四种体液间失衡所导致，占主导地位的体液决定其所在个体的性格。黄胆汁（chole）占主导地位的人性情易怒；黑胆汁（melanos）占主导地位的人性情忧郁；黏液（phlegma）占主导地位的人性情冷漠；血液（sanguinos）占主导地位的人则性情开朗。"四体液学说"对医学的影响一直延续至近代早期。该学说得出的心理特征时至今日都对前科学和通俗科学具有一定的影响，但对现代人格研究没有借鉴意义，因为现代人格研究已经提出了一个业界公认的人格模型。该模型源于美国心理学家保罗·科斯塔（Paul Costa）和罗伯特·麦克雷（Robert McCrae），20世纪80年代中期，他们把人格划分为五种关键的可测因素，即开放性（openness）、尽责性（conscientiousness）、外向性（extraversion）、宜人性（agreeableness）和神经质性（neuroticism）[5]。英语中将其称为 OCEAN 模型，即五大因素的首字母缩写[6]。不同于早期注重描述具体类型的人格模型，大五人格模型认为每个人都具有这五种特质，只是在程度上有所不同，根据每种特质的强弱程度可以看出个体的人格特征。接下来我们仔细来看看该模型的五大因素。

- 开放性：开放性强的人好奇心强、求知欲强、想象力也丰富。这种强特质使他们乐于探索、勇于尝新、标新立异，但也容易引起别人的不满。想象力和好奇心这两种特质有利于增强复原力。

- 尽责性：高度尽职尽责的人行事都极具条理、认真仔细并且值得信赖，高度的自律性和目的性往往能使他们事业有成。自我管理能力能使人走向成功，同时也能增强复原力。

- 外向性：极度外向的人一般都热爱社交、积极主动并且十分健谈。他们通常信心十足，喜欢与人交往，同时也是社交达人。因此他们的复原力较强。

- 宜人性：宜人性高的人具有潜在利他性的主要特征。他们在交往中更善解人意、能感同身受并且更容易妥协。这种以和为贵的处事态度让他们更愿意避免冲突或者甘愿妥协，也不愿意吵架。这类人通常很讨人喜欢，但不能坚持自我。这种性格也会导致复原力弱。

- 神经质性：高度神经质的人比情绪稳定的人更容易失控。他们处于消极的情绪状态时经常会表现出焦虑、不安和悲伤。这类人通常更敏感，抗压能力也更差，换句话说，他们的复原力较弱。

借助这种人格研究的通用标准模型可以科学高效地工

作。最后不得不提的是，这种模型还能反应年龄对人格发展的影响。其结果表明，在五大人格因素中每种因素在儿童时期和青少年时期都可能会有很大的波动。从 30 岁开始，每种因素的数值就会稳定下来。由此可见，性格会随着年龄的增长不再发生变化。然而，真正意义上的老人却并没有被统计进来。在得出"从 30 岁起，人格几乎不再有变化"这一研究结论后，后续的大多数研究都没有再对 60 岁以上人群做进一步调查。

但近期对这一年龄组进行了更为深入的探索。研究发现，人格因素在 30 岁以后就一直很稳定，在 60 岁后会再次发生变化。很明显，相似的人格变化在青少年时期也曾出现过。但这绝非坏事，随着年龄的增长，人们的责任心和亲和力会显著提高[7]。生活阅历的增加会使老年人在处理事情时更加随和。因此，我们不仅可以活到老、学到老，还可以不断发展完善我们的人格，人的抗压能力也如此。

如何训练抗压能力

谈及这一点，就从崇高的科学回归到了日常生活中。如果人格可以改变，并且我们能通过外部因素影响人的抗压能力，那么就能对这两者进行训练。但如何训练？接下来我们探讨一下。

接受生活的变化无常和危机四伏是具备抗压能力的重要前提，前文提到过的注意力训练也同样适用。那些面对生活泰然自若的人，在危机时刻不会立刻陷入消极想法和悲观情绪交织滋长的致命漩涡中。定期冥想也有助于我们长远地看待问题，能让我们用更加积极的眼光来看待所谓的不幸。

虽然心理承受能力较弱的人经常自我贬低，但每个人都能取得成功。那些每天在笔记本上记录收获的人会发现自己的优势和能力，这个方法是非常实用的。而且，当我们陷入困境时，这些笔记也能够帮助我们回忆已经解决了的问题以及我们是如何解决的。这样，我们就能坚持下去并坚信"没错，我们能做到"。

谈到训练抗压能力，其中一个最重要的方法是，坚持问题导向。但解决问题并非总是只有一种方法，固执地寻找单一的解决方法或许会适得其反。在面对危机时必须要考虑多种应对策略，并且要把这些策略写下来，这样有助于我们找到最佳行动方案。一旦确定了最佳解决方案，就必须一以贯之。"人们无法仅凭一己之力就完成所有的事情"这一结论也依旧适用。

尽管应当克服"一有困难就求助"的想法，但向朋友和伙伴寻求帮助往往是十分有效的。在出现很严重的心理问题时，也并非只有医学和心理治疗才能提供专业帮助。

由此可见，抗压能力是可以后天训练的，这也适用于高龄人群。如何对待逆境也与我们的心态有关。但与不幸相对立的究竟是什么呢，快乐就只是快乐吗，还是说实际上是我们大脑的一种活动？

本章小结

- 悲剧和厄运时有发生，如同压力一样，人们无法完全避免，但可以学习如何应对。

- 抗压能力不仅是一种与生俱来的能力或性格特征，同样也可以通过后天训练习得。

- 无论是在家庭中还是在朋友间可靠的社会关系都是我们心理承受能力至关重要的基础。与家人或朋友在一起时不仅不会孤单，反而还会变得更加强大。

- 自我暗示是抗压能力的另一个关键词，坚信"我可以做到"是解决问题的第一步。逃避基本上是无法解决问题的。

- 请将解决过往问题时所获得的体会内化于心。顶级运动员会在脑海中一遍又一遍地回放已成功完成的动作，同时会不断地"想象"尚未实现的目标。这种心理训练不仅适用于竞技体育，也可以用于训练抗压能力。

第4章 幸运与不幸

快乐并非巧合

在用了整整一章的篇幅来讨论抗压能力后，现在让我们把注意力转向截然不同的问题，人究竟怎样才能变得快乐，心理作用会有所帮助吗，科学上对此又是如何解释的？

医学不再仅致力于治疗疾病，还致力于疾病预防、美容以及抗衰老，对此人们早已习以为常。但快乐是否也属于医疗范围，我们是否需要快乐药丸？

从抗衰老的角度来看，这个问题的答案显然是肯定的。而且原因很简单，大量研究表明，快乐的人不仅活得更好，而且活得更久、更健康[1]。健康的衰老过程要求人们不仅要饮食均衡、运动充足、放松有效。而且很明显，保持良好的心态同样也至关重要。

在探讨如何变得快乐之前，我们有必要再仔细看看我们的研究对象。快乐究竟是什么？要给快乐下定义，显然没那么容易，尤其是在德语中，因为德语中"Glück"一词的概念并不明确。一方面，它既可以指不期而至的积极事件，一个典型的例子如：中彩票；另一方面它又可以指一种非常满足的状态。而英国人则对"luck"和"happiness"做了更加确切的区分。西班牙人也知道"buona suerte"（好运）和"felicidad"（快乐）之间存在着很大的差异，就这一点而言，其他文化远远领先于我们德国。在印度的古老语言梵文中，约有十几个不同的词可以用来表达不同程度的快乐。显而易见的是，在培养更加细腻的感情方面，其他国家有许多值得我们德国人学习的地方。但回到医学领域，遗憾的是，医生们仍然没有找到正确预测彩票号码的方法。但是，近年来，科学家们已经了解到，我们大脑中快乐是如何产生的。激素在这其中再次扮演了重要的角色，欲望分子多巴胺发挥了关键作用。多巴胺具有双重功能，它既是一种激素也是一种神经递质。

积极情绪的化学反应

多巴胺主要负责两件事，期待的喜悦和奖励，并且这两者密切相关。如果我们经历过美好的事，那么期待它能再次发生的欲望就会更加强烈。我们大脑在这方面的学习能力极强，积极的经验会被立即保存下来，所以想再次重温那些美好的事也会得到高度重视。

这能让我们获得深层次享受，我们享受的不是美好事物本身，而是美好事物发生之前的那段时间，期待能让我们欣喜若狂。俗话说，"期待的快乐是最大的快乐"。现代神经科学不仅证实了这句话，而且为此还提供了科学解释，多巴胺。

从期待到实现往往有很长的一段路，所以多巴胺也是一种内在驱动力激素。它能赋予我们动力、毅力和创造力，而这往往正是我们实现目标所需要的。美国人认为"大脑靠乐趣运转"（the brain runs on fun），而多巴胺是乐趣的燃料。

享受时其他神经递质会发挥作用。此时，所谓的内啡肽会被释放出来，这些物质也被称为阿片类药物。事实上，它们之所以被称为阿片类药物，是因为它们的化学结构与鸦片相似。对！您理解的没错！我们的身体会自己制造药物。

然而，这些内源性阿片类药物的半衰期比多巴胺短得多，这一点我们也能从生活中了解到。我们对某个事件的期待可能长达数周之久，无论它是有关烹饪的，还是有关情欲的。但当期待的事情终于发生时，通常情况下，喜悦之情都会转瞬即逝。没关系，如果经历的是美好的事情，多巴胺很快会再次上升，我们也会期待相同的事情再次发生。

因此，积极情绪的化学反应是相当标准化的，而且涉及的反应物质都是相同的。无论是享受一顿丰盛的美餐、进行一次令人兴奋的性行为还是观看一场高级的歌剧表演，从生物化学的角度来看，反应机制都是相同的[2]。然而，在性爱过程中，还会产生一种您已经了解过的激素催产素。

快乐没有药丸

在这方面尤为重要的 5- 羟色胺，我们对它已经有所了解。如同多巴胺一样，5- 羟色胺既是激素也是神经递质。它和大部分神经递质一样，都以不同的方式发挥着作用。5- 羟色胺在肠道中的浓度高于在大脑中的浓度。在后面的章节中我们会了解到，为什么肠道被认为是人类的"第二大脑"并非是空穴来风。5- 羟色胺在大脑中主要是作为一种情绪增强剂来发挥作用的，它可以通过两种途径来发挥作用。一是与特定的受体结合，作为信号传递物质发挥作用。5-羟色胺在突触间隙，即在两个神经细胞的相连处，将信息从一个细胞传输到下一个细胞。也就是说，与那些在特定情况下或者只能在特定大脑区域发挥作用的神经递质相比 5-羟色胺的作用要广泛得多。由于缺乏 5-羟色胺会对情绪产生负面影响，所以要从这点着手来改善情绪。谈到改善情绪，就不得不提及广为人知的药理学物质"选择性 5-羟色胺再摄取抑制剂"（SSRI）。这种抑制剂能提高突触间隙中 5-羟色胺的浓度，这也是它能成为世界上最畅销的抗抑郁药品的原因。这种药物一经推出立刻就成了抢手货。对数百万抑郁症患者而言，它代表的是一种全新的、有希望的治疗选择。就连心理健康的美国人也会大量服用这种药物，他们期待自己能够变得更开心。

那些心情好的人显然更具魅力，而更有魅力的人也更容易卖出产品。这也就是为什么抗抑郁药会成为 20 世纪 90 年代的一种雅皮士药物。好在这已经成为历史。抗抑郁药物确实可以改善抑郁症患者的情绪，然而这并不代表着它对所有的患者尤其是对健康人群能有同样的效果。那些没有患抑郁症的人并不会因为使用了"5-羟色胺再摄取抑制剂"，就感到更加快乐[3]。快乐药丸的梦想破灭了，药店里售卖的也不是快乐药丸。那么问题来了，我们是否应该为此感到悲伤呢？

我们生来就是享乐主义者

首先，快乐是大自然赋予我们的，那些对我们生活和物种延续有益的事情会让我们感到身心愉快。如果我们不曾品尝过三牲五鼎、八珍玉食，那么饮食在生活中就不会那么重要，也就不会激励那么多人去追求舌尖上的极致盛宴。19世纪，德国现实主义作家特奥多尔·冯塔纳（Theodor Fontane）尚未接触过神经递质领域，那时他用一句至今仍旧无法超越的话对此作了总结——"真神奇，人类的幸福竟和烤火鸡带来的快乐无限接近！"

此外，如果上天没有把性放在奖励的首位，在性方面或者在寻找一个可以和我们一起享受的伴侣方面，我们所花费的努力和精力可能会少很多。不管禁欲主义者是否愿意承认，人类都是天生的享乐主义者。那些认为必须同自己的欲望做斗争的人其实是在向自己发动战争。

当然不得不说的是，欲望也会带来痛苦。因为快乐通常是短暂的。在追求快乐时，多巴胺可以长时间地激发我们的积极性，而当欲望得到满足时，大量释放的内啡肽通常又会较快地被耗尽。欲望－满足，这一循环又会重新开始。欲望总是愈演愈烈、无穷无尽。

至少在性行为方面是这样。许多世纪以来，这一事实一直困扰着道德神学家，许多家庭也深受其扰。同时，行为学研究也为此提出了自己的术语，即"柯立芝效应"。卡尔文·柯立芝（Calvin Coolidge）于 1923—1929 年担任美国总统，作为一位政治家，他给人们留下的印象并不深刻。他之所以为人所熟知，主要是因为他曾和妻子参观过一家国有家禽农场。他们两人走的是不同的参观路线。当总统夫人看到其中一只骄傲的公鸡非常活跃地骑在一只母鸡身上时，她问农场主："公鸡这样做的频率有多高？"农场主回答道："一天几十次。"于是，总统夫人强调道："请告诉柯立芝先生。"总统听到了却不以为然，他问农场主："公鸡每次都是和同一只母鸡吗？"农场主回答道："不，每次都是不同的母鸡。"对此，总统羞涩地说："请转告柯立芝太太。"

柯立芝效应是指面对同一个性伴侣时性欲会降低，这在其他动物中也很常见。一对被关在笼子里的老鼠很快就会失去对彼此的性欲，然而，一旦能够透过笼子栅栏看到另外的异性，这种欲望就会立即恢复[4]。了解柯立芝效应，也有助于我们回答经常听到的经典问题，许多被抛弃的人总是会反问自己，我哪一点不如他或她？答案很简单：我们都一样，只不过他或她是另外一个人罢了。

现在让我们将话题从危险的性爱再次转回到普普通通的快乐上。可以明确的是，快乐源于大脑，每个人的快乐也各有差异，而这也是本书的主题。激素反应和分子的信息传导基本相同，这让我们能得到一个有趣但有一定危险性的认识。原则上来看，感到快乐和触发快乐的原理完全是两回事。快乐药丸并不能触发快乐，但如果在相应的大脑中心存在一个电极的话，那么就有可能做到。

如果享乐成瘾

美国神经科学家詹姆斯·奥尔兹（James Olds）在1954年曾进行过一项轰动一时的实验。他在每只老鼠的下丘脑中都植入了一个电极，在这个区域中，通过多巴胺的分泌可以激发欲望。这个电极由一个小杠杆控制，这个杠杆被安放在鼠笼中，老鼠们可以自行操纵。实验结果令人震惊，当老鼠们一接触到这个装置，就对其欲罢不能；为了能尝到多巴胺分泌的快乐，它们就像上瘾了一样不停地按动装置的按钮；短时间内它们别无他求，它们放弃交配，置吃喝于不顾，只对这个小小的按钮孜孜以求[5]。奥尔兹最终也取出了老鼠们脑中的电极，放过了这群可怜的小家伙。当然这类实验禁止在人身上进行。不过要是有人去过拉斯维加斯并见过那些令人同情的家伙，他们没日没夜地坐在赌博机前，不停地操纵摇杆，指望着机器能够给他们布施几个钢镚儿，就会知道这套机制同上面提到的老鼠试验并无二致。

那些为了看社交软件 Instagram 有没有人点赞，每隔一会儿就要看手机的人，他们的行为也是一种上瘾。但是还有更严重的。毒品的危害就像是老鼠脑中的电极、赌博机的摇杆或者忍不住要去看的社交软件上点赞。不论是通过尼古丁来刺激多巴胺的分泌，还是通过可卡因来抑制多巴胺的分解，这些行为都能带给大脑渴望已久的多巴胺刺激。

我们对幸福的不断追寻也有完全黑暗的之处。一方面，每一种享乐都有成瘾的风险；另一方面，我们可以通过各种药品操控我们的大脑，可以让它不再需要任何缘由就能感到幸福，而这两种情况都后患无穷。对日常生活的忠告，快乐需要习得，乐趣需要培养，但是人们不应该被它们支配。

金钱和快乐有何种关系

在我们继续讨论通过幸福永葆青春之前，让我们先聊聊其他话题——金钱。常言道，金钱不能让人幸福。但这却与现实情况大相径庭。现实情况是许多人竭尽全力，只为获得金钱，或者只为获得更多的金钱。

对不少人来说，实现这一美梦途径就是上文所提到的购买彩票。那确实是很大一笔钱。然后呢，钱真的能带来快乐吗？在这方面，科学能帮助我们吗？的确，它可以。现在可以用先进的调查问卷来调查人们日常生活中的幸福程度。这一问卷能记录个体整个生命过程中的幸福感并形成一条幸福曲线，这使创建"最幸福国家"排行榜成为可能。重要的是，这种方法也可以用来判断幸福和金钱的关系。

2015 年，诺贝尔经济学奖获得者安格斯·迪顿（Angus Deaton）对此问题进行了广泛的研究。他的研究结果与被浪漫化了的观点（即许多非洲国家的人虽然穷，但他们很幸福）截然不同。迪顿明确指出，那些生活在最贫穷地区的人其实最不幸[6]。那些常常为生计发愁、时常担忧收入是否能养家糊口、支付月底房租的人，其实一直都处于压力之中。正如我们详细阐述的那样，长期的压力对幸福和健康都不会产生积极影响。贫穷只会导致疾病、招致不幸。大多数时候，那些有足够的金钱用于支配，无须为生活开销而忧心的人其实更幸福。当涉及富豪时，情况就变得更有趣了。研究明确表明，他们并不比那些只拥有小康生活

的人幸福 [7]。很显然，经济独立能让人享有宁静，让人能有足够时间投入到生活中美好的事物中去。简而言之，金钱能让人幸福，但金钱越多，并不代表越幸福。

这么多理由足以说明，我们需要重新考虑是否要将中大奖作为毕生的梦想。首先，这一梦想实现的概率微乎其微。其次，实现这一梦想对个人幸福的影响显然被高估了。由此，让我们不妨摆脱金钱的束缚，去致力于探讨另外一个更重要的问题。到底是什么让人们感到幸福？我们已经描述过最常见的情况，以及与之相关的激素反应。一顿可口的饭菜、带来欢愉的性爱或者在海滩上享受日光，这些毫无疑问都会刺激我们分泌幸福激素。但幸福明显不是简单地将快乐时刻串联在一起，幸福也并非如此单一。

此快乐非彼快乐

幸福是深奥的，而且需要用长远的眼光去看待它。根据最新的研究，那些能够参透深层奥义的人会感到很幸福。从长远来看，接受一项任务，挑战并完成它所获得的满足感，明显要比手拿鸡尾酒躺在沙滩上的满足感更为强烈。那种被需要的感觉明显比去高档餐厅就餐更能使人感到幸福。

在维滕/黑尔德克大学任教的托比亚斯·埃施（Tobias Esch）教授，对这一主题进行了广泛且有趣的研究。他从幸福的神经科学基础知识着手进行研究，与对智力和记忆力进行的研究一样，这项认知首先始于概念区别。托比亚斯·埃施将幸福分为了 A、B、C 3 个等级。

- A 级幸福：是不寻常事情发生时情绪高涨的幸福。自己或者球队完成了一次至关重要的射门；领导向你透露的一次意料之外的加薪；和相爱不久的女孩进行第一次接吻，这些瞬间都令人难以忘怀。但是这种幸福是短暂的，A 级幸福并不持久。

- B 级幸福：更多是指一种状态，它会在人们度过一些艰难时光或者不愉快的时刻后出现。它是一种"唔，终于搞定了"或者"太好了，这件事终于过去了"的感觉。再想象一下，当你结束了漫长且疲惫的一天，下班回到家关上门，跷着二郎腿，打开一罐啤酒或者沏上一壶茶。这种幸福不是以极度兴奋的状态出现，而是身披轻松的外衣姗姗而来。

- C 级幸福：描述的是一种惬意的感觉"它是一切都恰到好处"，就好像在正确的时间、正确的地点、和正确的人做着正确的事情。就像弗兰肯方言所说的那样：刚好合适。在这种情况下幸福是一种内心满足的状态，并且这种状态可以长期保持下去。

不同年龄阶段，我们所经历的幸福也会有所不同。年轻人更多经历的是 A 级的幸福瞬间，当一切都比较新颖时，人们对 A 级幸福的感觉就会愈发深刻。但是，随即也会出现不少令人失望的情况。相反年龄渐长的人更倾向于 C 级幸福。在漫长的一生中，人们能了解到什么是自己真正喜欢的，什么是自己所憎恶的，然后由此对自己的行为做出相应的调整[8]。

虽然对幸福等级的划分一目了然，但是这也会导致人们对幸福一概而论，如果这样就大错特错了。把不同类型的幸福相互对立起来，也很荒谬。所谓的肤浅的快乐和内心平静、灵魂得到满足并非矛盾对立。即使是享乐主义者也有能力感受深刻的情感，深入自己的内心并不意味着就必须要放弃外部世界的欢愉。这一点有点像海洋，海洋表层会因外部条件变化而不断发生变化。随着风力的变化，会出现起伏的波涛，日光照射的强度不同，它的表层温度也会冷热不均。但再深入几米这种差异也几乎难以察觉。因为水是静止的而温度也是恒定的。尽管如此，表层和深层却很难区分开来，因为它们都属于海洋。

在幸福方面，老年人明显与众不同，他们能发展出深层维度的幸福。他们内心宁静、不容易被外界所干扰。他们擅长通过弱化一种或多种 A 级幸福来提升总体满足感。另外还有种说法：总体上，老年人比年轻人更幸福。这不代表所有人，但是大部分情况如此。位于阿伦斯巴赫的德国民意调查研究所（IfD Allensbach）不仅仅调查了德国民众的投票情况，该研究所还会常年定期发布德国民众的幸福程度。请看这组数据，自 2017 年进行的最新具有代表性的调查结果显示，65—85 岁的受访者中有 2/3 的人对他们的生活完全满意 [9]。但是，只有少部分 18 岁受访者持相同观点。这种现象并不是只有德国才有，全世界范围内都是如此。在美国进行的一项长期研究调查了 34 万人一生的心理健康状况，该研究结果表明，60 岁以上的那代人是最满足的一代人 [10]。

如果我们刚刚谈论的是青少年更容易满腹牢骚，那么现在必须要纠正这种说法。全世界范围内的幸福曲线都呈 U 型，这就意味着，青少年时期的幸福所占比重较大，老年时幸福感会再次攀升，在这两者之间的曲线都呈下降趋势。美国的随访研究表明，人在 40—55 岁时对他们的生活最不满意。那些处于生存斗争中的人，在为自己的事业努力的同时，还要为自己的家庭操心，他们的生活似乎很少有幸福可言。这一调查结果也给日常生活实践提出了一个非常实在的忠告，尽可能长久地保持年轻状态或者早点开始安享晚年。抗衰老药物正是想将这两者结合起来。

晚年幸福还有另外一个优点，它不仅能让我们生活得更好，还能让我们的寿命更长。上文提到过的美国长期研究表明，那些自称不幸的人明显要比那些自称很满意的人逝世得早。现在必须要谨慎地评估这些数据。一如既往，人们必须对其中的因果关系提出问题。沮丧的人逝世得更早仅仅是因为他们不幸福吗？会不会可能是由于酗酒或者轻度抑郁引起的慢性疾病导致的？现在的医学统计已经有办法将这些伪造的因素从研究中剔除出去，然后再来比较绝对随机的小组，即那些除了要研究的特征外其他特征基本相似的组。通过观察可以得出，在生活条件相同的 75 岁老人组中，那些自称幸运儿的老人在 8 年内死亡的风险降低了 30%。

抗衰老医学自诞生以来就一直秉持一个原则，重在给予岁月更多的生命，而不是给予生命更多的岁月。当然，给予岁月更多的快乐也同样重要，因为这样我们就能尽情欢愉，尽情享受岁月。

本章小结

- 幸福是通过激素传达的，最重要的幸福激素是多巴胺和血清素。它们为从药理上影响快乐开辟了可能性，但与此同时也带来了风险，如用药成瘾。

- 流传颇广的"老年抑郁症"，这一陈词滥调其实并不正确。总体来看60岁以上的老年人要比40—55岁的人更幸福。

- 与快乐关联程度最高的并不是财富和消费。幸福源于行动，那些觉得自己所做之事情意义非凡的人，尤其幸福。

- 幸福有很多种变体，欣喜若狂的瞬间、内心满足的持续状态，这两者并不矛盾，反而紧密相连。

- 快乐的人，寿命更长。一个非常实用的抗衰老策略：找出能让您快乐的事，然后行动。

第5章　会吃饭的大脑

为何大脑也需要节食

德国哲学家路德维希·费尔巴哈（Ludwig Andreas Feuerbach）曾说，"人由他所吃的东西所决定"。这一名言不仅在德语中被广泛引用，甚至被全世界范围内的人所接受。

一般来说，许多人都能意识到，他们的饮食方式对他们的健康、体能和寿命有很大影响。但是，不得不承认的是，尽管这种认识十分普遍，但它不一定能促使人们去改变自己的饮食习惯。无论怎样，至少在理论上，大家都清楚，如果不减少能量摄入，腹部和臀部周围堆积的脂肪永远都不会消失。健美运动员深知，他们梦寐以求的好身材不能只通过体型训练得到，还需要合理的饮食，尤其是富含蛋白质的饮食。对于那些曾患心肌梗死和最近在康复诊所接受治疗的人来说，合理的膳食对于防止梗死复发起着关键性作用。

很少有人知道，"对大脑友好的食物"对我们的思维器官是多么有益或者能从大程度上增益其功能。反过来说也成立，错误的饮食习惯会让我们的脑细胞遭受巨大伤害。

所以，我们的大脑依赖于合理而均衡的膳食就再符合逻辑不过了。前文提到过，大脑是我们身体中新陈代谢强度最大的器官。我们大脑的重量约占身体总重量的2%，却消耗摄入能量的20%左右。诚然，并不是所有同时代的人都能注意到大脑以此种方式消耗了如此多的能量。然而，科学研究在这里给出了一组十分可靠的数据。

三种分子进程是最应该为我们大脑的损伤负责。

- 氧化：主要是通过所谓的自由基损伤细胞结构的进程。
- 炎症：由于低阈值炎症过程而发生退行性改变的过程。
- 糖化：由于蛋白质和脂肪的糖化而导致其中一部分功能丧失的化学反应。

相应的饮食可以对这三种进程产生持续的影响。不过在我们深入其细节之前，先来看看我们的大脑究竟是由哪几部分构成的。从根本上来说，肌肉是由蛋白质构建起来的。健美运动员都知道这一原理，所以他们主要选择富含蛋白质的营养餐或适当的营养补充剂来增肌。

我们的大脑本质上是由脂肪构成的，人脑 60% 都是脂肪。这种说法可能会让许多脑子不太灵光的人害怕或者恐慌，但我们大脑中的脂肪却与腹部和臀部的储存脂肪有所不同。大脑中主要负责思考的新皮质由约 30% 的不饱和脂肪酸（DHA）组成，而 DHA 是最重要的 ω-3 脂肪酸之一。

所以第一条非常具体的饮食建议出现了。多摄入 ω-3 脂肪酸，因为它是大脑发育和维护大脑最宝贵的营养成分。后面的章节我们会了解到，虽然成熟的神经细胞（神经元）几乎不会再分裂，但已有的神经细胞会经历不断生长、重塑和修复的过程。在此过程中，ω-3 脂肪酸起到了决定性作用 [1]。此外，ω-3 脂肪酸还能促进树突（神经细胞向外伸出树枝状的突起）的生长，改善神经元之间的信号传递，支持神经递质的释放并防止氧化和炎症。

下面让我们仔细看看大脑的致命三联征，即氧化、炎症及糖化。

氧化应激的损害

氧化是导致衰老和疾病的因素，这一发现相当于首个一般性衰老理论。这一理论叫"自由基理论"，是美国生物化学家德纳姆·哈曼（Denham Harman）在 20 世纪 50 年代提出的。自由基指的是具有非偶电子的基因或原子，未配对电子使其表现出高度反应活泼性。这些分子试图从其他化合物中拉回缺失的电子，这经常会改变其他化合物使其成为自由基，从而引发一系列连锁反应，导致细胞膜、细胞器以及细胞核中的 DNA 受损。

电子转移到另一个分子的过程在化学上被称为氧化，这与金属生锈或黄油变质的过程相同。老化是一个普遍的过程，生物界之外也会发生。

长期以来，氧化应激一直被认为是衰老的致命因素，自由基则被看作是自然界的绝对恶棍，但现在我们的看法却略有不同。自由基在我们的机体中也承担着非常重要的任务，例如在免疫防御的过程中。氧化早已不是唯一的或最重要的衰老因素，但这并不意味着氧化应激不再起任何作用，它仍然是衰老的一大诱因，特别是大脑的衰老。

警惕！隐性的炎症过程

ω-3 脂肪酸最重要的特性之一就是能防止慢性低度炎

症，也就是无声发炎。近年来，人们认为此类炎症对我们身体造成的损害是引起衰老最重要的原因之一。对于动脉硬化、糖尿病、多种癌症疾病的产生，炎症负有决定性责任，并且在很大程度上对帕金森病和阿尔茨海默病等神经退行性疾病有决定性影响。这类炎症对于衰老过程的影响十分广泛，因此人们甚至创造了一个新的词汇——炎性衰老（inflammaging，即慢性炎症造成的衰老）[2]。

这种炎症基本上是由细胞因子导致的，细胞因子是一种组织激素，它们很难通过寻常的实验检测出来，但却至关重要。现在人们发现，并非所有的细胞因子都相同。我们把细胞因子分为两类，一类是促炎细胞因子，这类细胞因子会刺激炎症产生，导致疾病和衰老；另一类是抗炎细胞因子，这类细胞因子可以抑制炎症过程，守护我们的健康。细胞因子由脂肪酸构成，不同的脂肪酸会产生不同的细胞因子。促炎细胞因子，即有害细胞因子，主要由 ω-6 脂肪酸产生。抗炎细胞因子，即保护性细胞因子，主要由 ω-3 脂肪酸构成。现在我们应该就能明白，为什么要区分"好的"和"坏的"脂肪。坏脂肪会产生促炎细胞因子，好的脂肪会产生抗炎细胞因子[3]。

因此，通过选择恰当的膳食脂肪，可以对体内和大脑内的"炎症环境"产生持久的影响。此外，还有许多可以优化的地方。

我们主要是通过食用植物油摄入 ω-6 脂肪酸，例如玉米油、大豆油、红花油或葵花籽油。工业加工食品以及传统畜牧业的肉类和鸡蛋也含有大量的 ω-6 脂肪酸。这正是一个例证，可以用于证明人的饮食影响人，动物的饮食影响动物。例如，就牛肉中含有的保护性 ω-3 脂肪酸比例来说，放养的牛（牧场牛）明显高于在牛棚中传统育肥的牛。在牛棚中饲养的牛通常吃谷物饲料或大豆粉，这些能让它们的体重增加得更快，而我们当然也是如此。

这同样也适用于养鸡业。相比于那些在铁丝笼里圈养和传统育肥的、可怜的鸡，户外散养鸡产的鸡蛋中含有的 ω-3 脂肪酸就要高得多。由此我们可以得出结论，适合物种的饲养方式不仅能减少动物的痛苦，而且还能改善人类的健康状况[4]。在过去，我们祖先所食用的肉类和家禽都是吃草或者散养，所以他们体内的 ω-3 脂肪酸与ω-6 脂肪酸的比例比较合适。这两者的最佳比例是 1∶1或者 1∶2，但是现在饮食中这一比例经常在 1∶20 到1∶30。

如何获得优质脂肪酸

ω-3 脂肪酸的主要来源是鱼油。所以在那些传统饮食中吃鱼较多的国家，比如日本，人们体内的 ω-3 脂肪酸和 ω-6 脂肪酸的比例就会好得多。日本是全球人均寿命最长的国家之一，这并非没有道理。科学研究表明，ω-3 脂肪酸可以促进我们终生的认知健康。ω-3 脂肪酸水平较低会影响儿童智力并增加患阿尔茨海默病的风险[5]。另外，ω-3 脂肪酸不仅会影响我们的认知能力，还会影响我们的情绪。一些研究表明，高剂量的 ω-3 脂肪酸可以改善抑郁症，其效果甚至比使用 SSRI 抑制剂进行药物治疗更为显著[6]。

但这并不奇怪。在日常医疗实践中，我们也会看到抑郁症和痴呆症往往同时出现。通过增加 ω-3 脂肪酸的摄入量，就可以为大脑提供维持自我修复的物质。那么现在获取 ω-3 脂肪酸的最佳方法是什么呢？应该是摄入脂肪较多的海鱼，如果你每周能吃 3～4 次鲱鱼、鲭鱼、鲑鱼或金枪鱼，那么你的 ω-3 脂肪酸摄入量就已经足够了。

但问题是有多少人能做到呢？答案是很少。目前大型冷水鱼都面临着一个新的问题，即由于海洋污染鱼体内的污染物特别是重金属的含量增加了。如果只是偶尔食用金枪鱼，还不至于会产生什么影响，但如果经常吃，就会对身体产生危害。自20世纪50年代以来，由甲基汞引起的水俣病便在日本广为人知[7]。这种病会导致瘫痪以及精神病。患者主要是渔民，因为他们食用了重金属含量超标的海洋生物，其中主要是金枪鱼。除了这些人们早已熟知的危险外，最近还增加了另一种风险。显然，鱼类不仅会吸收重金属污染，还越来越多地被微塑料所污染。微塑料目前对人体健康的影响尚不明确，但结果肯定不会很积极。

　　无法通过饮食补充重要营养或摄入的营养不足时，吃保健品是一个明智的选择，这也适用于ω-3脂肪酸。选购经典的鱼油胶囊时应该注意要确保脂肪酸是分子蒸馏的，即是用特别温和、无须煮沸的分离方法获得的。否则，重金属和微塑料超标的问题还是无法避免。对于素食者和纯素食者来说，还有另一个问题，他们不吃鱼，因此也不会吃鱼油胶囊。但他们还有另外一个选择，食用产自藻类的ω-3脂肪酸。这绝不是退而求其次的选择，因为鱼肉中的ω-3脂肪酸追根溯源也来自藻类。只有通过食物链ω-3脂肪酸才能进入鱼类体内。藻类产生ω-3脂肪酸后，会被小型甲壳类动物磷虾吃掉，而它们又恰好是大多数鱼类的食物来源。就这点而言，人们可以直接从生产者那里获得健康脂肪，即从藻类中获取。研究表明，藻类绝不逊色于经典鱼油[8]。

除此之外，ω-3 脂肪酸也存在于亚麻籽油中，尤其是坚果中。核桃凹凸不平、充满褶皱的表面与我们的大脑表层惊人地相似，这无疑是一种巧合。但无论如何，核桃是理想的健脑食品，几乎所有其他坚果也有同样的功效，不过类似坚果的烤花生除外。原因很简单，花生根本不是坚果，而是豆类。

基于 ω-3 脂肪酸的化学结构，它们属于"多不饱和"脂肪酸。现在，不仅它们对我们的认知健康具有促进作用，一些"单不饱和脂肪酸"也具有同样的作用，尤其是在橄榄油中。橄榄油中含有 73% 的单不饱和脂肪酸，还含有大量抗氧化剂。橄榄油中含有的油酸可以降低低密度脂蛋白胆固醇、预防动脉硬化。在心脏病学中，橄榄油的保护作用早已人尽皆知。现在越来越多的研究证明橄榄油也能对神经元的健康起到积极作用[9]。对心脏有益的东西自然对大脑也有益。

甜甜的简史

大量摄入健康脂肪是健脑饮食的决定性因素之一。另一个重要的措施是戒糖。乍一看，这似乎会令人感到惊讶。毕竟，我们的大脑几乎只通过糖分来获取能量。如果我们出现低血糖，通常会感觉不舒服，这时大脑会立刻向我们发出信号，比如注意力不集中、浑身发抖，及出冷汗。臭名昭著的"对碳水化合物的渴望"通常会让我们食欲大增，并在夜间驱使那些没吃晚饭的人打开冰箱。经验表明，蔬菜沙拉不一定是理想中的救赎，而巧克力、布丁才是。

过犹不及，与许多事情一样，这也适用于糖分的摄入——摄糖量。不幸的是，当今社会人们的摄糖量通常都处于有毒范围内。过去并非总是如此。糖是人类进化史上一种相当新颖的物质。在过去，只有两种食物是甜的，蜂蜜和水果。但我们祖先想要得到这两种食物却很困难，一旦得到，他们就会感到非常快乐。幸福激素被激活时，我们祖先大脑中的奖励系统就会飞速运转。相应的机制在前面的章节中已有过详细描述。这样难得的甜蜜幸福时刻深深铭刻在集体的记忆中。直到今天，滴在舌头上的糖水也能让新生儿的脸上绽放笑容。

以前，能拥有带给人们快乐的糖是一件十分奢侈的事。然而，当"糖"突然大量出现变得不再稀有时，新的问题就产生了。这样的情况约从 17 世纪开始，那时人们开始从甘蔗和甜菜中提炼糖并进行工业化生产。随着新兴大众产品糖的出现，一切都可以瞬间变得甜美可口。"制糖师"这一新职业随之诞生，蛀牙和糖尿病也从那时起开始出现。

糖的燃烧

大量摄入碳水化合物对体重和健康的消极影响已无须赘述。对我们最重要的是，糖在分子水平上有一种非常特殊的作用——糖化。糖化是糖的特性，它是指糖与蛋白质、脂肪等物质相结合。这一过程是从烹饪艺术和食品科学中发现的。

早在1912年，法国生物化学家路易斯·美拉德（Louis Maillard）就阐述了在煎肉或烤面包时能形成美味棕色外壳的化学反应原理。以他的名字命名的美拉德反应指的就是糖与蛋白质结合的反应。然而这个过程在产生焦脆口感和浓郁烘烤香气的同时，对我们的身体却会产生相当不利的影响。因为糖化的蛋白质和脂肪失去了很大一部分功能，尤其是它会失去弹性。由于年龄增长，我们身体的很多部位会变得僵硬、不灵活，它们不仅会钙化，还会糖化。我们的血管如此，皮肤中的骨胶原也是如此。人们为这种糖化结构取了一个合适的英文名，AGE（advanced glycation end product，晚期糖基化终末产物）。这些晚期糖基化终末产物现已成为衰老的关键因素之一[10]。我们的细胞甚至在其表面上有自己的受体来接收晚期糖基化终末产物。这种受体称为晚期糖基化终末产物受体（RAGE）。这个名字其实非常贴切，因为这些受体在遇到过量晚期糖基化终末产物时会受到刺激，从而引起炎症反应。因此，晚期糖基化终末产物水平的持续升高会导致慢性低度炎症。这是衰老过程的主要罪魁祸首之一，尤其是我们大脑的衰老。如果大家仔细阅读就会发现，衰老基本上是一种炎症过程。如果想防止大脑产生炎症，我们应该尽可能避免摄入富含碳水化合物的食物和饮料。

下面通过一个简单的联系，我们就能明白，我们不仅在谈论分子生物学的基本知识，而且还在谈论具体的疾病。如果2型糖尿病，没有得到很好的治疗，那么患者痴呆的风险就会显著增加[11]。所以糖分不仅会让人发胖，而且还会降低人的智力。幸运的是，如今糖尿病患者可以得到很好的培训和有效的治疗，这使得他们患糖尿病迟发性疾病的概率和正常人相差无几。

植物对大脑的保护作用

食物中不只含有糖分，过量摄入会损害我们大脑。一系列植物次生物质却具有专门保护、修复大脑甚至改善大脑功能的潜力。在化学上，这些物质大多属于多酚。这些化合物的名字源于一种特殊的分子结构，即苯酚环。多酚的"多"字清楚地表明该化合物由多个这样的酚环组成。天然多酚作为一种次生植物物质，存在于水果、蔬菜中。与我们人类一样，植物也会受到细菌、真菌和紫外线辐射的威胁。因此植物也有自己的免疫系统。正是植物中含有的许多多酚能保护植物免受各种损害。这些植物多酚的积极作用还在于，如果我们摄入了这些植物物质，它们对人体也会有同样的保护作用。这种保护首先可以减少氧化和炎症，这两者是众所周知的衰老因素。多酚的保护作用通常远超抗氧化类的维生素，也因此被称为21世纪的维生素。现在让我们详细了解一下大自然都为人类提供了哪些保护性物质。

花青素是最有效的多酚之一，其浓烈的深蓝色使蓝莓、黑莓和黑醋栗呈现出独特的外观。花青素是"健脑食品"的明星之一。特别是蓝莓的功效现已得到了深入研究，结果显示蓝莓中所含的花青素不仅可以防止损伤，甚至可以直接促进神经发生，即新神经细胞的生成[12]。目前，这些研究主要在老鼠身上进行。在对人体进行研究时，我们虽然不能取其进食后的脑切片做显微镜检查，但是也还有其他测试，例如，认知功能测试，该测试证明有认知障碍的人每天吃近100克蓝莓后，大脑功能会得到显著改善[13]。

对大脑有显著功效的含多酚食物列表中，绿茶名列前茅。在日本和中国，绿茶被称为"长寿茶"，它主要含有高效的表没食子儿茶素没食子酸酯（EGCG）。这种物质不仅可以刺激我们的免疫系统，预防癌症，还可以提高脑源性神经营养因子（BDNF）水平，促进大脑神经发育[14]。L-茶氨酸是绿茶中的另一种多酚，其作用也是如此，与咖啡因非常相似。每天三杯绿茶，提神又醒脑。当然，也可以多喝几杯。

对于那些无法从喝咖啡转向喝绿茶，或者根本不习惯喝绿茶的人来说，有两个好消息。首先，咖啡实际上明显优于其传统声誉。它含有丰富的抗氧化剂。其次，这些成分也可以以膳食补充剂的形式提供。另一种有益大脑健康的超级食物是来自印度的姜黄素。这种姜黄的次生植物物质赋予印度咖喱菜肴特有的黄色。在大脑中，姜黄素主要是发挥多酚的经典作用，即持续性的抗氧化和抗炎作用。与 EGCG 类似，它可以直接刺激神经发生[15]，但问题是，我们的肠道只能吸收极少的姜黄素。但如果人们把姜黄素和胡椒碱（一种胡椒提取物）结合食用，便可明显改善肠道吸收问题。显然，印度人一直都知道这一点。印度的咖喱菜通常特别辣也不是没有原因的，里面加入了大量的黑胡椒。现代药理学就利用了胡椒能够增强功效这一特点，在膳食补充剂中融合了姜黄素和胡椒碱。这是非常科学的，因为胡椒碱不仅能促进姜黄素的吸收，而且它对大脑的健康也能起到积极作用。

护脑植物物质中的"顶流"

让我们用亚精胺这种物质来给"大脑助推器"名单画上一个圆满的句号。近年来，亚精胺已成为抗衰老医学的超级明星。它最早是在男性的精液中检测到，并由此得名。幸运的是，亚精胺不仅存在于精液中，它还有其他来源。例如，在小麦胚芽、干大豆、熟奶酪和许多蘑菇中都发现了高浓度的亚精胺。动物研究表明，亚精胺不仅能够延长寿命，而且对预防痴呆有明显的作用[16]。这一研究结果很有说服力，因为现在已经启动了好几项人体研究来证明亚精胺对人体有保护作用。目前规模最大的研究之一正在柏林夏里特医院进行。

亚精胺是一组被称为"去乙酰化酶激活剂"的植物次生物质。目前它是抗衰老医学界的巨大希望。去乙酰化酶是一组基因，它们可以激活同名的酶，即长寿蛋白。长寿蛋白负责我们体内的各种修复工作并消除对 DNA 的损害、防止癌症产生。除此之外，它们还能稳定表观基因组，这是除 DNA 以外的第二个遗传密码。

去乙酰化酶最重要的任务之一是在机体内负责自噬，这是近年来才得到全面认证的。从字面上来看，这意味着"自己吃自己"。当然，去乙酰化酶并不会"吃掉自己"，但它们会做与之类似的事情，消除长年积聚在细胞内或细胞之间的分子垃圾。因为此重要发现，日本细胞生物学家大隅良典（Yoshinori Ohsumi）于 2016 年获得了诺贝尔生理学或医学奖。下面，让我们仔细看看这是怎么回事。

人体废物的循环再利用

我们可以把细胞想象成一个个微型工厂，它们不间断地生产着发酵酶、激素、结构蛋白等多种对我们身体非常重要的物质。和其他工厂类似，它们也会产生废品。蛋白质的合成非常复杂，需要各类氨基酸组合并堆叠出三维结构，这一过程会产生大量的废物。但是，我们的身体有一套可以清除这些分子垃圾的完善体系。理想状态下，它能像现代城市里的垃圾处理系统一样运作，不仅能对垃圾进行清理，而且还能对它进行回收再利用。然而，和人体的许多功能一样，这种分子废物处理系统的效率会随年龄增长而降低。

其结果是分子废物在细胞内部和细胞间隙堆积，严重时甚至肉眼可见。臭名昭著的老年斑正是由脂肪和蛋白质成分的分子残余物脂褐素所致。当它们不再被运走而是在皮肤上不断堆积时，就会形成棕色斑点。

对于老年斑，皮肤科医生经常说，它们是没有危害的。老年斑不是恶性黑色素瘤的前兆，从这点来看它们确实没什么危害。然而这些老年斑也并非全然无害。确切地说，它们的出现说明我们的身体已经不能完全清除分子残余物了。而脂褐素不只在皮肤上沉积，它也可能在心肌中积累，从而增加心脏衰竭的风险；分子废物还可能在视网膜上沉积，引起老年黄斑变性，在西方这是导致后天失明的最常见原因。

分子残余物也会在我们大脑中沉积。如果蛋白质垃圾聚集在一起，而且不再被运离我们的大脑，就会形成所谓的 β 淀粉样斑，而这正是阿尔茨海默病产生的重要基础。这同样也适用于另一种形式的痴呆症——路易体痴呆，它占所有痴呆症病例的 20%，而且常常与帕金森病有关，这些病症基本上也是由受损蛋白质的积累引起的。在路易体痴呆病例中，这些蛋白质的清除机制失灵，积累的蛋白质残余物主要会损害那些负责生产多巴胺的细胞，从而导致帕金森病，即运动受限、震颤麻痹和认知功能受损，最终会导致我们身体的细胞和组织无法解决这个问题。二十世纪七八十年代合租公寓里的德国大学生也面临着同样的问题，究竟谁来处理垃圾？

因此很容易就能理解，去乙酰化酶等专门回收分子废物的酶对我们的身体健康何等重要，心理健康方面也尤其如此。

禁食让人效率更高

与能够激活去乙酰化酶的植物物质相比，通过保持饥饿来刺激去乙酰化酶更为有效，这对我们保持健康也有着十分重要的意义。人们早就知道，各种形式的饥饿或禁食能治愈我们的身体。中世纪晚期的名医、药学家帕拉塞尔苏斯（Paracelsus，1493—1542 年）称"禁食是最好的药剂"。世界上所有主流宗教中都有禁食这项活动，基督徒在复活节前禁食 40 天（以前在圣诞节之前甚至有同样长的禁食期）；穆斯林有自己的禁食期，即斋月；犹太教也有固定的斋戒日期，如在最神圣的节日赎罪日。最初，禁食不仅仅是一种精神行为，而且还是一项公共卫生政策。

抗衰老医学也很早就发现了禁食可以延年益寿。医学界更倾向于使用热量限制（CR）这一科学术语。美国的生物衰老学者克莱夫·麦凯（Clive McCay）在 20 世纪 30 年代曾经用小白鼠做过系统的热量限制实验。他将小白鼠的食物摄入量减少 30%，然后发现这使小白鼠的寿命增加约50%。此后这项实验还用其他物种反复进行实验，从酵母菌到灵长类动物，其实验结果都是一致的，即减少食物摄入量能延长寿命。此外该实验还证明，相较于脊椎动物，这一效应对简单生命体的影响更为显著[17]。

上述发现无疑是令人震惊的。摄入更少的能量为什么能让我们的身体更加强健？这样难道不会让我们越来越弱吗？这看起来是个悖论，要弄清楚它，只需要来看一下我们的动物界亲戚就好了，以狮子为例。狮子是一种必须追捕猎物才能生存的肉食动物，它的猎物迅捷而敏锐，它往往会因此捕猎失败，在夜间它就不得不忍受饥饿，短暂的饥饿无可避免。如果它的身体在第二天明显变得虚弱，那么它狩猎成功的概率就会被大大降低，第二天晚上，它可能需要再次伴着饥饿入睡。这会形成一个恶性循环，狮子也终将会被活活饿死。

但大多数情况下这并不会发生。因为经受饥饿不会让狮子的狩猎能力下降，相反，它的感官会更加敏锐，注意力会更加集中，冲刺也会更加迅猛。身体如何变化显然取决于饥饿的程度。如果饥饿持续的时间过长，狮子也有可能虚弱而死。但短期的饥饿具有相反的作用，它能激发出身体更高的性能。

在狮子身上发生的，也以同样的方式发生在我们远古祖先身上。他们在约 1 万年前开始农耕生活，在此之前约 20 万年，他们以采集渔猎为生。如果狩猎不成功，他们同样要忍着饥饿入睡。那些第二天有气无力地躺在山洞里的人，几天后就会死掉。为了防止这种情况发生，大自然创造出了特别的方法，把身体切换到"饥饿模式"，这也是一种生存技巧，它能让人们在第二天精力充沛，再次狩猎并取得更大的成功。它不仅能让我们保持良好的状态，有时甚至还能让我们变得异常亢奋。在这一过程中，身体好像在向大脑发出信号，即必须赶紧清醒，必须马上想出点办法来结束这种饥饿的危机状态。从复原力研究中我们可以清楚地了解到，我们能够做到。

饥饿：情绪增强剂，活力的源泉

当今社会人们不必再靠采集和狩猎勉强度日，生活也更加富足，但许多人却在禁食诊所里花着高昂的费用让自己保持饥饿，而且他们还自称自己很幸福。禁食第一天往往十分艰难，身体每时每刻无不遭受着饥饿的折磨。第一天过后，许多人会惊讶地发现，饥饿感竟然能消失得如此迅速，随之而来的是一种轻盈乃至幸福的状态。不可否认，这不一定对每个人都有效。人与人是存在差异的，有些人的身体会一直渴望食物；但是，很多人一旦进入禁食模式就会感到出奇的舒服。医生们早就了解了这一点，但直到最近，才能对此做出科学的解释，而最重要的可能是前文所提到过的自噬。去乙酰化酶进行的细胞清洁本来是为了应对饥饿，但它也能有效地帮助我们恢复活力。其他因素也在起作用。例如，我们已经知道，我们的大脑完全是通过糖来获取能量。但糖分很难储存，在我们的肝脏和肌肉中储存有一定量的糖分，即糖原，然而这些储备最多只够用一两天。此时为了能够继续向大脑提供能量，肝脏不得不进行一种"饥饿代谢"，即把脂肪酸转化为酮体。脂肪酸储存在我们体内的脂肪组织中，而大多数人都拥有足量的脂肪。当身体使用到这类储备时，就能达到减脂的效果。肝脏产生的酮体能够穿过血脑屏障，这是一种只允许血液中的少数特定物质进入中枢神经系统的过滤器，从而代替葡萄糖为大脑提供能量。

这个过程有益于大脑。酮体对神经具有保护作用，可以防止患帕金森病和阿尔茨海默病。除此之外酮体还能减轻炎症，预防神经退行性疾病，改善情绪并防止抑郁[18]。许多经历过严重病毒感染的患者可以证明，情绪会在多大程度上受到慢性低度炎症的影响。不管是真正的流感、疱疹病毒还是新型冠状病毒，影响都是相同的。即使急性感染已经消退，低落的情绪和持续的疲劳感（疲劳综合征）仍会存在很长一段时间。这是因为虽然已经消灭了病原体，但炎症过程却无法立即停止。因此，禁食期间形成的酮体不仅具有抗炎效果，还能产生多重积极效应。

如何设计最有效的禁食方案？目前最流行的方案是按照 16∶8 原则的间歇性禁食（一天之内设置 8 小时为可以吃饭的时间，另外 16 小时完全禁食）。这种禁食方法有很多好处，关键是它非常实用，而且基本上还能让身体进入生酮代谢状态。生物体通常可以在没有能量摄入的情况下依靠其糖原储备度过一段时间。因此，建议每隔2～3个月也插入一次持续几天的断食。意大利裔美国老年学家瓦尔特·隆戈（Valter Longo）研究出了一套非常适合日常生活的禁食方法，在《轻断食》一书中有详细介绍。

禁食不仅可以降低血糖水平、激活去乙酰化酶、帮助身体切换到生酮代谢状态，而且还会影响到所谓的微生物组，即我们身体里的肠道菌群。更不可思议的是，它除了能促进消化，还能影响大脑。这个发现令人激动万分，我们在其他章节另作讨论。

本章小结

- 大脑是人体内新陈代谢最活跃的器官。大脑的运行情况由我们所摄入的营养素决定。

- 健康的脂肪是大脑的最佳营养品。ω-3脂肪酸是脑细胞的组成部分。鱼类和藻类素食中含有丰富的ω-3脂肪酸，它们可以保护我们的心脏和大脑。

- 对大脑伤害最大的宏量营养素是糖类。糖类是晚期糖基化终产物（AGE）产生的根源。此外，糖类还会引起颅内低度炎症，这也是衰老的原因之一。

- 多酚类的植物次生物质对大脑十分有益。此类物质包括蓝色和红色浆果中的花青素、绿茶中的表没食子儿茶素没食子酸酯、姜黄中的姜黄素等。亚精胺也非常有效，它能够清除分子废物（自噬）。
- 禁食是健康的活动，有益于我们的大脑。禁食能够激活去乙酰化酶，而去乙酰化酶在机体中负责广泛的修复工作，我们的大脑能够以一种非常特别的方式从中受益。

第6章　会思考的微生物群

假如肠道菌群控制了我们

德国巴伐利亚的老乡们流传着一句俗语，"俺们就是俺们"。然而现在这种说法是否正确，人们仍对此存疑。其实我们不仅仅是我们自己，我们身上还有许多其他物质。严格地说，在我们身上还寄居了约 39 万亿个细菌。我们的身体是由约 30 万亿个细胞构成的，从数量上来看我们更像是细菌而不是人类。微生物组的研究对象是生活在我们身体中的微生物，这项研究告诉我们，人不是一个个体，而是一个生命共同体，每个人至少都是个体细胞和大量微生物的共生体。近年来，上述微生物组研究已经成为科学探索中一颗闪耀的明星。这也是理所当然的，此发现具有真正意义上的开创性。其中最重要的发现是这些数万亿的细菌并不仅仅是沉默的共生者。大量的微生物能对人体产生影响，它们会影响着我们的免疫系统和新陈代谢。此外，它们还会影响我们的大脑和衰老方式。我们身体里的大多数微生物对人体都是有益的。有足够的证据证明，我们不仅要更深入地研究它们，而且还要更加细心地呵护它们。

呵护细菌是近年来才有的认识。我当年在大学学习医学时，细菌基本上还被人们视为恶棍，这也与学科历史有关。早在19世纪医学就能准确地描述许多病症，但对于疾病的诱因人们还尚不清楚。例如，当时普遍认为疾病是由所谓的瘴气造成的，即由腐烂物质挥发出的臭气。一位来自柏林名叫罗伯特·科赫（Robert Koch）的年轻医生（2020年，以他名字命名的研究所——罗伯特·科赫研究所，在德国声名鹊起）并不认同这种猜测。相反，他想要从科学角度着手去弄清疾病的诱因。首先，他将注意力转向可以使整个牛群死亡的炭疽病，借助显微镜他在死亡动物的组织中发现了一种称为炭疽杆菌的细菌。然后，科赫在培养皿中培养了这种细菌，把它们注射到一只老鼠身上，这只老鼠最终也死于炭疽病。死亡的老鼠组织中也有炭疽型细菌。最后，科赫再次将它们分离出来，把细菌注射到下一只老鼠身上，结果老鼠也死了。经过连续几个月重复实验后，他最终发现这些用于实验的老鼠都会死亡。所以，科赫得出结论，很明显炭疽病是由细菌引起和传播的。至此，疾病的病菌理论得到确立,即细菌是疾病的致病因素。几十年后,科赫还发现了引起 19 世纪最令人恐惧的疾病之一,肺结核的病菌。

肺结核的病原体被发现后,紧接着又有许多其他病原体被发现,从此病菌理论开始兴起。无论是麻风病、淋病、伤寒、霍乱还是黑死病,或者其他一些危害人类生命的疾病,医生们在这些疾病中都发现了导致这些疾病的细菌。自那时开始,细菌就被认为是病原体和死亡的信使。在认识到细菌是致病因素后,人类就进入了消灭细菌的阶段。为了确保手术室无菌,英国外科医生约瑟夫·李斯特(Joseph Lister)是第一个使用碳酸盐喷雾剂的人,因为这样能将术后感染率降到最低。此后无菌工作便成为医学领域的标准,这项措施也因此拯救了无数的生命。几十年来,手术室的护士一直被称为"石炭鼠",而这在政治方面当然是不正确的。

20 世纪 40 年代抗生素领域发展迅猛。为了治疗感染,人们能有针对性地进行杀菌。这毫无疑问是医学史上的里程碑,但是这也把细菌学变成了一门相当好战的学科。人们对微生物进行研究只是为了尽可能精确地打击、消灭它们。即使在今天,还是会有一些微生物实验室喜欢在非专业观众面前表演,而且这种表演往往让人印象十分深刻。

他们会做一个小实验，先要求参与者将双手洗干净，然后将手掌压在事先准备好的盘子上，紧接着使用一种特殊的显微镜让人们看到盘子上残留的细菌。这一实验只为证明，洗手并不能将手上的细菌彻底洗净。通常情况下观众们对此实验的印象都很深刻，而且也会觉得很可怕。

其实这并不可怕，反而十分正常，甚至还是件好事。无菌环境对手术室而言可能是十分理想，但在日常生活中则不然。我们的皮肤总是被细菌定植，这也是它应有的样子。让我们接受"细菌属于我们"这种观点，然后与细菌交朋友吧！

我们的细菌朋友

能导致人类疾病的细菌不超过100种，它们中的大多数也都非常罕见。与常识相反的是，我们不仅能与成千上万的细菌物种和谐相处，而且还能互利共赢。所以，在经历了几十年好战科学之后，我们现在所做的是一些关于我们小室友的和平研究。这意味着，我们并不需要随时随地与微生物进行斗争。

毋庸置疑，不遗余力地使手术室无菌化也同等重要。

但是我们的住宅里是可以有一些微生物的，而且微生物数量的减少还会导致不利的后果。多年来，世界范围内的过敏性疾病和自身免疫性疾病一直都在增加。确切地说，在城市里长大的孩子尤其容易患上这类疾病，但这类疾病对于那些在农村长大的孩子来说通常很陌生。早在20世纪70年代，一些研究人员就已经解释过这一现象，这种解释被称为"卫生假说"[1]。

在农村长大的孩子接触到的细菌数量要比城市中的孩子多得多，因此，农村孩子的免疫系统在早期时就已经得到了锻炼，这种锻炼有助于机体区分外来病菌和自身组织。与之相反，由于城市孩子的生长环境中缺少病菌，他们的免疫系统几乎无事可做，它们没有经验而且会变得越来越喜怒无常，由于缺乏真正的敌人，所以它们开始攻击自身的组织，而这就是自身免疫性疾病。自身免疫性疾病对实际上无害的外部刺激会表现出超乎寻常的反应，这是导致过敏疾病出现的唯一原因。

遇见曙光

人类真正与微生物共存到底是从什么时候开始的？这

一问题在时间上有明确的答案——从我们出生时接触的第一批微生物开始，因为怀孕期间胚胎没有与细菌接触，子宫里的羊水实际上也像手术室一样是无菌。婴儿通过母亲的阴道来到这个世界，阴道中的微生物数量比塞伦盖蒂自然保护区的野生动物还要多，其中最主要的菌群是乳酸菌，它是我们的第一个室友。婴儿出生后这种细菌会立刻定居在婴儿的皮肤上、肠道中。

然而如今，新生儿更多地不再是通过阴道自然出生而是通过剖腹产出生，剖腹产的比率多年来一直稳步上升。对婴儿来说，这种方式通常是比较温和的，而且对医院的产科也大有裨益，比如剖腹产的费用更高，也就是说医院更有利可图。但是剖腹产也意味着，阴道里重要的细菌不能进入婴儿体内。这反过来也能解释儿科医生长期以来观察到的一个现象，正如城市孩子一样，剖腹产的孩子更容易患哮喘和过敏性疾病。显然，这是因缺乏病菌而导致的免疫系统功能失调。现在，越来越多的产科部门开始使用一种简单的技巧来解决这一问题，他们将绷带插入母亲的阴道并在那里停留几个小时，然后将其贴在新生儿的皮肤和嘴唇上。虽然这听起来有点恶心，但是却标志着根本性的转折。几年前，所有的努力都是为了让细菌尽可能地远离儿童，而现在则试图有针对性地向儿童提供他们所需要的细菌。

婴儿出生后，肠道中的微生物群就会变得越来越复杂并且个性化，首先是通过母乳和生活环境，后来主要是通过食物。在 3 岁左右，每个孩子都有了自己的微生物组，他们的肠道中可以检测出 1000 多种不同的细菌。与长期以来的猜想相反，大肠埃希菌并不是最大的群体，它只占消化道中所有细菌的百分之一，因此大肠埃希菌是肠道中的少数微生物。肠道中的微生物组的组成就像指纹具有个性，并且它们对我们的健康也有着各种各样的影响。

胖子和瘦子的肠道细菌

微生物组研究得出的第一个也是最引人注目的发现之一是，胖子的微生物组与瘦子的有所不同。胖子的肠道里有更多的厚壁菌门，而瘦子则有更多的类杆菌属[2]。

然而，对于这一发现，我们不得不提出一个经典问题，是先有鸡，还是先有蛋？换句话来说，什么是因，什么是果？胖子之所以胖是因为他们有不同的微生物组吗？还是说因为有特定的微生物组，所以他们才胖的？

很多人都支持第一种观点。我们在肠道中培养细菌，主要是因为它们能够分解那些消化器官单独无法分解的食物成分，有些细菌在分解最复杂的成分这方面比其他细菌更出色，从而能为身体提供额外的能量。很长一段时间以来，特别是食物短缺的漫长岁月里，这无疑是一个得到了普遍认可的观点，但是在食物丰富和肥胖猖獗的时代却大有不同。在过去，如果你的肠胃里有大量的细菌，那么你就能有更好的生存机会，因为这些细菌能从你的食物中获取能量。而今天，如果你的肠道中有很多细菌，那只会让你更快变胖。因此，有益的救命稻草与不受欢迎的致胖细菌之间往往只是一步之遥。

肠和脑的对话

细菌不仅通过对食物不同程度的分解来影响我们的体重，还能通过对饥饿感和饱腹感的直接作用，影响我们的体重。细菌对饥饿感和饱腹感的直接作用意味着肠道细菌可以控制大脑，而这也是真正冒险的地方。

肠道细菌并没有到达大脑。幸运的是，这种情况会被血脑屏障阻止，血脑屏障是一层难以穿透的膜，它可以保护敏感的中枢神经系统，防止外来病菌和毒素从血液中通过，其中也包括肠道细菌。然而，一系列的神经递质，即大脑的信使物质，可以跨越血脑屏障，还能调节饥饿和饱腹等感觉，这对我们的肠道细菌而言也非常重要。如果我们不摄入食物，那么肠胃就不适合细菌生存，因为细菌根本不喜欢这样的环境，然后它们就会在血液中分泌出相应的神经递质或其前体物质，从而触发大脑中的饥饿信号。

我们已经详细了解过大脑中最重要的信使物质之一，"快乐激素"5-羟色胺。与多巴胺相似，它是一种能够产生愉悦情绪的信使。如果你做了开心的事，5-羟色胺浓度就会上升。这一原则同样适用于宠物训练，施努菲很快就能学到，如果它正确完成指令，作为奖励主人就会给它吃美味的食物。

显然，细菌也是以同样的方式在训练我们的大脑。晚上，我们跑到冰箱前吃点东西，这是否是给肠道细菌奉上了午夜的点心？作为回馈，肠道细菌会向血液注入5-羟色胺。不过大多数肠道细菌并不能直接产生5-羟色胺，而是产生其前体酪氨酸和色氨酸，因为这些物质更容易产生，也更容易通过血脑屏障，并且它们只能在大脑中才能被合成为5-羟色胺[3]。这两种方式的奖励机制也是一样的。这个世界充满了幻灭，肠道细菌诱使我们吃东西就像我们教宠物取木棍一样，这一事实引人深思。但是对于肠道细菌来说，诱使我们吃东西这件事情也并非如此容易。"人摄入更多的食物＝肠道细菌生活得更好"这一公式只在特定范围内才适用。我们吃得越多，粪便就会越多。当我们有感觉时，就会去上厕所。轰的一声！2 万亿个肠道细菌便无家可归，细菌当然不希望如此。相反，实际情况是，摄入食物后约 20 分钟，大肠埃希菌会接收到"驱逐"信号从而产生蛋白酶类的特殊信使物质，这些物质反过来又会刺激神经肽 Y，神经肽 Y 是大脑中典型的影响饱腹感的激素[4]。在日常生活中我们并不会过多关注微生物，但至少从现在开始，我们应该对它们怀有感激之情，因为微生物不仅与新陈代谢密切相关，而且与免疫系统也密不可分。这并不令人惊讶，毕竟，肠道的主要任务是将外部环境变成内部环境。消化本质上意味着摄入食物然后将其分解成各种成分，然后这些成分再次被引入血管系统，再由血管系统将其带到身体的各个部位用作燃料或能量。将外来物质转化为人体自身的物质是一个高度复杂的过程，而且这一过程并不是无害的，因为我们所摄入的食物并非全都对我们有利，其中也会有毒素，我们应将毒素尽快排出。最后，也同样重要的一点是，有一系列的微生物是我们不希望出现在身体里的，因为它们会导致疾病，此时就该免疫系统发挥作用了。

复杂的防御战略

免疫系统能监测我们的整个身体，特别是肠道。实际上，存在着一种由单层上皮细胞组成的屏障，它能将潜在的敌对微生物与我们的身体分开，这使得人体与外部环境的交汇处成了最脆弱的地方。

那么，我们的身体是如何设法保障这个屏障的安全呢？身体会使用黏液，也就是感冒时堵塞鼻子的黏稠液体。黏液是由黏液蛋白组成的，黏液蛋白是由支链糖和蛋白质组成的巨大分子。黏液作为一种物理屏障，是用来抵御外来病菌的巨大防御墙，细菌几乎不可能穿透它，这就是为什么身体喜欢在那些集中暴露于外界的组织上铺设黏膜，比如人类的肠、肺、鼻和生殖器。此外，有些动物也会使用同样的保护机制，例如癞蛤蟆就是用黏液覆盖整个身体来保护自己的。

从中世纪的防御系统中我们得知，只依靠防御墙是远远不够的，还需要积极的防御者，这就是为什么我们体内的黏液层也充满了病毒。我们对病毒的印象并不好，因为有些病毒会导致疾病，例如，流感、新型冠状病毒、艾滋病。然而，事实上大多数病毒对人体是无害的，它们更喜欢攻击细菌，因此被称为噬菌体。将细菌困在黏液防御墙中的防御策略是非常敷衍的，这导致人类不仅要与细菌共生，而且还要与病毒共生。因此，一些科学家建议将病毒列入微生物组中，这在数量上会发生很大的变化。我们身体里有数万亿的细菌，如果再加上病毒，那将是更庞大的数字。其实将病毒划分到微生物组中不是没有原因的，很多研究人员指出，"微生物"这个词含有词根 bios，bios 是生命的意思。但是，根据定义病毒并不是真正的生命体，因为它们缺乏一个重要的特征，即新陈代谢。我们无法从生物学与哲学的边界来回答这个问题。但无论病毒是否属于微生物组，我们的确和数万亿病毒生活在同一社区。

我们再回到人体防御墙这一话题上。即使一个微生物能成功地穿过覆盖着病毒的黏液和上皮组织的屏障，在另一侧还有一支防御力量等待着它，淋巴细胞或巨噬细胞等防御细胞。淋巴细胞或巨噬细胞等防御细胞不断地在血液中巡逻，从而捕捉并消除入侵的外来病菌。

因此，肠道有全面、复杂且高度有效的防御系统来对付细菌。其中，最有效也最特别的一个措施是，肠道用细菌来保护自己免受细菌的侵害。这一措施的工作原理如下，对肠道无害的细菌主要定植于肠道表面，在那里它们能不受干扰地进行繁殖。而事实也是如此，这些细菌数量巨大能完全占据肠道上皮的定植区域，从而阻止有害病菌在那里定植。数量就是力量，这是殖民化保护中防御战略的一种专业术语[5]。

古代罗马人，即古代殖民国家的主人，也使用了同样的战略，他们在与外部日耳曼人的敏感交界处筑起了罗马界墙。罗马军队长期在界墙处巡逻，在界墙的另一边，他们也想出了一个特别聪明的办法，特意让对罗马人有好感的日耳曼部落在那里定居。这些日耳曼部落与敌对部落保持距离，从而平定了边境地区。对于边界防御来说，微生物组的确起到了很好的典范作用。向细菌学习是人类一生都需要做的事。

消化道中的防御性故障

管理一个多民族国家并不容易。不仅古罗马人知道这一点，其他大国也有同样的经历。很多时候往往只因一些小事，原本能和平共处的，却会变得关系紧张，甚至出现战争。在肠道中同样也会发生这种情况，从共生到菌群失调。例如，炎症性肠病就是典型的菌群失调。

- 其中最典型的代表是溃疡性结肠炎和克罗恩病，它们由慢性炎症引起，主要症状是慢性疼痛、腹泻、体重下降、疲劳。这两种病都是因为微生物组被扰乱，促炎细菌占主导地位引起的。

- 有些不太明显的临床症状也可以用菌群失调来解释。例如"肠漏综合征"患者体内的肠道和血管系统严密守护的边界处，明显会出现多孔的情况，这会导致细菌的有毒代谢产物进入血液，从而引起各种不适症状，甚至还会导致慢性炎症出现[6]。

我已多次指出，常见的炎症过程是变老的一个关键因素，它会导致神经退行性疾病或者精神疾病。慢性炎症最主要的原因之一来自消化系统，这里的消化系统不仅仅指肠，还有口腔。因为消化过程开始于口腔，而口腔中经常会出现一种疾病，即牙周炎，这也是慢性炎症的最主要的原因之一。患有慢性牙龈炎的患者其心脏病发作的风险也会增加数倍。最新研究表明，这种疾病也会增加患痴呆的风险[7]。这是由于在炎症过程中产生的破坏性代谢产物充斥了整个机体，这些产物基本上是所谓的促炎症细胞因子。正如我们所了解的那样，我们的大脑也受到"炎症"的影响。因此，良好的牙齿护理不仅对保持牙质很重要，而且对保持身体健康也很重要。我们应该很容易能理解，为什么长度为 7 米，占据消化道中较大比例的肠道，其慢性炎症也会对身体健康和衰老过程产生影响。

现在除了牙齿护理，还有肠道护理。那么我们应该如何更好地护理肠道呢？

有待考究的方法

目前有很多用于维持肠道健康的产品都是从诊断学开始研究的。现在很多实验室都能提供所谓的微生物组分析，即从粪便样本中分析肠道中的不同微生物以及它们之间的数量关系。毫无疑问，这是一个充满前景的开端，但问题在于是否能得到更实用的结果。毕竟，目前关于什么是正常的微生物组和什么是病态的微生物组还没有明确的定义。由于个别细菌谱系呈现多样性特征，因此无法建立统一的标准，也不清楚究竟应该如何处理。

当然，人们也还是可以去尝试优化自己的微生物组。其中最主要的方式就是服用益生菌，这点我稍后将详细介绍。益生菌就是对肠道有益的活微生物，无论是以食品补充剂的形式还是以酸奶或益生菌饮料的形式，都能针对性地给肠道提供更多的有益细菌，这无论如何听起来都很合理。但还是会有一些问题，如服用的益生菌是否真的到达了它们应该到达的地方？它们是否能在那里繁殖？如果在天然益生菌酸奶中添加特定的乳酸菌，这种单一菌种的供应方式是否真的能对由 1000 多种细菌组成的微生物组产生积极影响？

然而，这并不妨碍微生物组优化者采取更激进的措施。目前，粪便移植是慢性炎症性肠病的一个既定治疗措施，这种措施就是将健康捐赠者的粪便引入患者的肠道中。现在美国有一家公司正在使用这种措施用于减脂或者抗衰老。该公司称自己为"The Power of Poop"，字面意思是"大便的力量"，听起来会觉得有点恶心。总而言之，尽管微生物组的研究令人非常兴奋，但目前提供的治疗方法却并不安全。不过可以肯定的是，在医疗领域，从粪便中赚钱的诱惑还是很大的。

那么现在该怎么办呢？建议大家照顾好自己的肠道，然后又声称实际上什么也做不了吗？我们可不希望草草结束这一章。

预防措施以及其他

事实上，我们可以做很多有益于肠道细菌的事情。占据榜首的建议是"不伤害"，这在医学上也总是位居首位的。什么样的行为会对微生物群造成最大的伤害？答案是：滥用抗生素。

抗生素无疑是现代医学武器库中的一个重要武器，它也拯救了许多人的生命。然而，同样无可争辩的是，人们对它的使用过于频繁甚至还出现了滥用的情况。例如，给感冒和流感感染患者开抗生素，这完全就是无稽之谈，因为这两种疾病都属于病毒性疾病，抗生素对其没有任何效果。当我们用武器库之类的战争性词汇来比拟抗生素时，必须要说明的是，抗生素是大规模毁灭性武器，会造成巨大的连带损害。因为一个普通的感染就给身体注入抗生素就像为了消灭一伙在那里胡作非为的小偷就轰炸整个城市是同一个道理。

多年来，人们一直遵循着非必要不使用抗生素的原则，这主要是因为抗生素会导致抗药性，即对病原体不敏感。微生物组研究紧接着又有了新的发现，抗生素也会破坏甚至杀死那些与我们和谐共处、互利互惠的细菌，即从共生变成菌群失调。

有意义的肠道保护措施

刚才我们谈到了预防措施，现在我们来谈谈做什么有益于肠道中的微生物。从语言上就可以看出，与抗生素相反的是已经提到过的益生菌。益生菌是对我们有用的活细菌，我们可以随食物一起服用。这个观点可以追溯到抗衰老医学的伟大先驱之一、俄罗斯免疫学家和诺贝尔奖得主伊拉·伊里奇·梅契尼科夫（Ilja Metschnikow）。在20世纪初，梅契尼科夫就注意到保加利亚农民普遍长寿，而且健康状况好得惊人。很快，他找到了保加利亚人长寿的秘诀，发酵乳制品，比如酪乳和酸奶就是巴尔干地区农民的青春之泉。他在《延年益寿》一书中发表了这一观点，从而引发了第一次益生菌热潮。我们会在后面的章节中了解到，其实他对保加利亚农民寿命的看法并非完全正确。但酸奶对健康产生的益处并不会因此而受到影响。

这种益处主要来源于牛奶变成酸奶这一发酵过程，这一发酵过程是由乳酸菌引发的，而乳酸菌又是我们肠道的真正行善者。同样的发酵过程也用于制作其他食物，在亚洲菜中尤为广泛，这让我有机会为美食发烧友提供一些美食建议，与其从药店购买益生菌产品，还不如食用各种神奇的国际发酵食品，比如爱兰，一种美味的淡盐土耳其酸奶。除此之外，还有经典的日本味噌汤、韩国的特色美食泡菜（泡菜是通过乳酸发酵的蔬菜）。对于喜欢德国食物的人来说，来自于巴伐利亚的酸菜（即发酵的卷心菜）也非常健康。

益生元可能会比益生菌更有效。益生菌是活的细菌，而益生元则是益生菌喜欢的物质。位居第一的益生元是膳食纤维，它们对我们的身体有着重要意义。例如，它们已经被证明可以预防肠癌，不过它们最大的意义还是在于能喂养那些对共生体运作特别重要的细菌。如菊粉就是这样的膳食纤维，它主要存在于洋葱和菊苣中，现在也可以作为食品补充剂使用。不过归根结底，任何有水果和蔬菜的饮食都富含膳食纤维。最重要的是植物纤维能使食物成为我们肠道益生菌的美食菜单。

显然，还有一些东西对我们而言也很重要，微生物组的多样性。我们从环境中也能意识到这一点，物种越丰富，自然界就越健康，这显然也适用于我们的肠道。然而，几十年来，我们也会注意到我们的微生物共居者的物种多样性在持续减少。在 COVID-19 大流行期间，人们对"最健康的人是尽可能地生活在无菌环境中的人"这一认识再次得到了加强。保持距离、避免身体接触、经常洗手等行为现已成为当今人们的共识。这些做法可能对避免急性病毒感染有意义，但对于建立一个健康的微生物组并无意义。有一句格言在此处非常适用，多样性胜过无菌环境。

细菌越少，疾病越多

越来越多的系列疾病与我们肠道菌群数量的减少有关，如糖尿病、肥胖症和自闭症[8]。这些疾病主要发生在所谓的"古怪社会"，即代表西方、受教育、工业化、富裕、民主。

"古怪社会"典型的特征是高标准的卫生要求，也就是说从环境中广泛地清除病菌、频繁地使用抗生素以及吃工业化生产的、基本上没有病菌的食物。但是这样似乎更容易导致上述疾病的出现。与之相反的是传统社会，如坦桑尼亚的哈德扎人，他们的微生物多样性更加明显，而且也很难患上述疾病。

特别是自闭症，这种疾病似乎与肠道微生物组有直接联系。自闭症患者在世界范围内呈上升趋势，其诱因直到现在都尚不明确。目前，约有7000万人受到该疾病的影响，该疾病有不同程度的严重性和表现形式，所有形式的共同点是在社会互动和沟通方面存在明显的缺陷。自闭症患者很难理解他人的想法和感受，即使他们中的一些人有惊人的独特才能，但总体而言，他们很难融入社会或在职业上取得成功。

近年来一系列研究显示，肠道菌群失调与自闭症的发生之间存在某种联系[9]。在某些情况下改变饮食习惯或从外部摄入某些微量营养素，如ω-3脂肪酸，能够改善菌群失调和自闭症。这就更令人吃惊了，因为自闭症被认为在很大程度上是无法治愈的。虽然目前还没有普遍认可的"自闭症饮食"，但是许多自闭症儿童的父母正在尝试用不同的饮食来改善自闭症。自闭症的例子再次表明"肠道及大脑轴"对我们的健康十分重要。

丰富细菌多样性

为了丰富细菌多样性，我们现在可以做什么呢？有一种措施既简单又愉快，更频繁地亲吻你的伴侣。荷兰的一项研究发现，每一次接吻都会交换8000万个细菌[10]。这对于丰富我们的微生物组是一种多么愉快的方式，但接吻也不是交换体液的唯一方式。

从传统意义上来说，肠道细菌一直过着鲜为人知的黑暗生活，太阳实际上从未照耀到它们所生活的地方，而现在它们却成为科学研究的一个课题。事实上，近年来微生物组研究已经成为热门科学。这听起来或许有点夸张，但确实存在对微生物研究的某种狂热。

　　医学上的狂热往往有一定的规律性。每当一门科学学科取得长足进步时，人们往往会从这门学科的角度来看待一切。在千年之交时，人类基因组被完全解码，人们认为基因应该负责一切。目前，最让人着迷的是微生物研究。以前是，我应该做什么？——在于我的基因；现在是，对此我什么都不能做——这是我肠道细菌的责任。

　　这其中又有一定的局限性，但这并非是一件坏事。在任何情况下人们都应该有这样的意识，我们不是一个个体，而是由各个部分共同协调工作的系统。每个人都是一个独特的生态系统，就像珊瑚礁、热带雨林或城市公园里的池塘一样。一旦我们理解了这一点，我们就能更加谨慎、负责任地对待整个生态系统。

本章小结

- 人类不是个体，而是巨大的生态系统。人体的组成成分，一半细胞，一半细菌。

- 细菌绝不只是沉默的同路人，它们也能为我们的健康完成各种任务，从消化到免疫防御，甚至能通过代谢产物影响我们的大脑。

- 我们应该避免无缘无故损伤对我们重要的细菌，特别是不要滥用抗生素。

- 促进有益细菌的主要措施是给它们提供所喜欢的食物膳食纤维。除此之外，益生菌和发酵食品也有助于保持微生物组健康。

- 像生态系统一样，物种多样性越丰富，我们的微生物群就越健康。因此，高标准的卫生要求对任何人都没有好处，因为生命不是无菌的。

第7章 基因不决定命运

我们如何看错了基因

在抗衰老医学中，有一个问题总是被谈及，衰老在多大程度上是由我们的基因决定的，哪些是由我们的生活方式决定的？长期以来标准答案都是，约 30% 的衰老过程是由遗传学决定的，其余的是由饮食、运动、环境影响等因素决定的。20 世纪 90 年代的双胞胎研究为此提供了很好的证明[1]。

以现如今掌握的知识来看，我们不得不说，并非这个答案不正确，而是这个问题本身就是错误的。它假定遗传学和生活方式是两个不同的领域，可以明确区分开来，这的确是很长一段时间内的主流观点。但现在我们知道的是，遗传和环境并不是一个硬币的两面。反而，环境对基因的影响更大。我们吃什么、住在哪里、如何生活，所有这些都会对我们的基因构成产生持久的影响。最后，同样重要的一点是，我们大脑中的一切都会影响我们的基因。这听起来很疯狂，但事实的确如此，我们可以通过思考影响基因。

早在 20 年前，这种说法还会被科学界嘲笑。但现在它却被认为是一种常识，这主要是因为我们对遗传学的理解已经到达了一个新的高度。与此同时，在经典遗传学的基础上也发展出了另一门学科，表观遗传学。表观遗传学不仅彻底改变了我们对遗传过程的理解，而且对衰老研究也产生了巨大的影响。

我们大多数人都在生物课上了解过经典遗传学。它始于 19 世纪，一位来自奥地利的奥古斯丁修士在修道院的花园里种植豌豆，他认真地按照颜色、形状和其他特征对所种的豌豆进行了世代分类，从而得出了遗传定律，之后这个定律被称为孟德尔遗传定律。孟德尔遗传定律奠定了遗传学的基础。顺便说一下，这也是一个很好的例子用于说明为什么"数豆者"会声名狼藉。

另一个里程碑式的发展，由美英研究二人组詹姆斯·沃森和弗朗西斯·克里克在 20 世纪 50 年代实现，他们俩成功地发现了 DNA 双螺旋结构，该结构负责存储和传递遗传信息。这一结构与螺旋形的绳梯相似。

最后，在千禧年之初，另一个科学壮举是在人类基因组计划的框架内完成了遗传密码的解码。经过近十年的研究，世界各地的几十个实验室完全破译了储存在人类 DNA 上的约 30 亿个碱基对的序列。在上述模型中碱基对是绳梯的梯级。一个世纪性的科学项目已经完成，一个新的"基因组时代"似乎就在眼前。不过这一切来得有点晚，在基因组或个体遗传差异的知识基础上并没有迎来一个全新的医学时代。只有少数罕见的疾病是由个别基因偏差引起的，就大量的常见病和老年病而言基因的影响显然比想象中要小。

我们 DNA 上的基因数量显然也比想象中更少。在人类基因组计划之前，人们认为 DNA 上的基因约有 100 000 个，而它们的实际数量显然大大缩减了。目前据估计，我们 DNA 上的基因不超过 20 000 个。玉米上的基因数量要更多。

很快人们就明白，导致人类机体复杂性的不是基因的数量，而是它们的调节和相互作用。而且存在一种控制系统，过去只有少数科学家对此感兴趣。然而，它现在已经完全成为一门前沿科学。人们越来越清楚地认识到，除了储存在 DNA 上的信息以外，还存在一种系统影响着我们的基因。科学记者彼得·斯伯格（Peter Spork）在他于 2009

年出版的一直具有极高阅读价值的书中将其命名为"第二密码"[2]。在德国，他的著作让这一迄今鲜为人知的分支学科表观遗传学变得广为人知。

如果要用一句话来定义这门新的遗传学学科，或许最好的定义是，表观遗传学研究的是基因功能的变化，这种变化并非基于 DNA 本身的变化，但还能遗传给子细胞。虽然这一定义很明确，但还需做进一步解释。为了更好地理解它，还需要掌握一些基础知识。遗传密码在 DNA 上以碱基对的形式进行存储。大多数情况下，3 个连续的碱基（碱基三联体）构成一个特定氨基酸信息。然后这些氨基酸就能构成我们生命的物质基础——蛋白质。

遗传信息从 DNA 转移到信使 RNA（转录）。信使 RNA 作为信使，把相应的构建指令带到专门的细胞器，并在那里根据相应的构造计划组装蛋白质（翻译）。所有细胞中的构建指令都是相同的，并且在整个生命周期中保持稳定。变化可以仅通过所谓的突变发生，而这些突变大多使 DNA 受到损伤。这种损伤可能是由自由基（具有攻击性的中间代谢产物）或放射性辐射引起的。发生的突变也完全是随机的，大多数情况下不会有任何影响。如果突变有不良后果，那么通常就会对生物体有害，它们可能会致癌。只有极少数突变对生物体有益，这些突变往往能被大众普遍接受。经典的达尔文进化论也正是以此为基础。推进智人的最后一次突变可能发生在 6000～7000 年前。这次突变涉及一种酶，即乳糖酶。

乳糖突变

乳糖不耐受是人类的原始状态。它导致大多数成年人不能耐受牛奶。在新石器时代，发生了一种随机突变，这种突变能使乳糖酶对小肠中的乳糖进行分解。这里又提供了一种新的食物来源。动物饲养人能够用羊奶和牛奶为自己提供能量，这在粮食长期短缺的时代大有裨益，因此这种突变被大众普遍接受。

然而这仅限于发展畜牧业的地区，尤其是欧洲和北美洲地区。在亚洲和非洲，乳糖不耐受目前仍然是一种常态。为什么要简单回顾一下进化史呢？主要是为了表明进化不是理论概念，甚至连历史概念都算不上。进化一直都在发生，在人类身上也是如此。但是人类的进化很缓慢。发生下一个对我们人类有利的随机突变，可能还需要数万年的时间。然而，现在发展出了表观遗传学，即所谓的进化的快速反应部队。

如何调控遗传

表观遗传（希腊语中 epi，意为"表面"）对我们的基因也有影响。然而，它不是通过改变 DNA 上的碱基对的序列（这种情况在突变时会发生），而是通过控制哪些基因被读取，哪些不被读取，来影响基因。以下是影响基因的一些方法。

- 第一种也是最重要的方法是甲基化。在甲基化的过程中，由一个碳原子和三个氢原子构成的特定化学分子，即所谓的甲基（—CH_3），以一种简单的方式转移到 DNA 上，然后这些甲基就发挥着类似停车指示牌的作用。连接了甲基的地方，DNA 就无法得到表达。

- 第二种方法是所谓的组蛋白修饰。尽管 DNA 大多情况呈现出双螺旋结构，但实际上 DNA 是缠绕在蛋白质上的。这种情况与我们将电缆缠绕到电缆盘上的方式基本相同。"电缆盘"蛋白质被称为组蛋白。根据 DNA 缠绕在"电缆盘"上的松紧程度可以决定遗传信息是否被表达。在这方面，表观遗传也可能对此产生影响。

- 第三种方法为 RNA 干扰。它涉及上文提到过的信使 RNA（mRNA），这种信使 RNA 可以被其他非常相似的 RNA 分子所降解。在物理学中也存在类似现象，名为波的干涉，即波长相似的波互相碰撞，彼此抵消。与之相对应，这种现象被称为 RNA 干扰。即使转录已经完成，但它仍能使细胞受到表观遗传的影响。

这一切努力是为了什么？一方面是为了正确地调控从 DNA 上所读取的遗传信息，上文提到过的 DNA 密码在身体的所有细胞中都是一样的。然而，如今我们的组织中有超过 200 种不同的细胞类型，肝脏细胞的职能和皮肤细胞或大脑中的神经细胞的职能都是完全不同的。因此，表观遗传的第一个功能就是在完全不同的组织生长过程中正确地给各个细胞分配任务。换句话说，为了实现每个细胞只执行其所在位置的任务，构建指令会被大幅修改，所有其他信息也会被拦截。

另一方面，表观遗传的影响远不止于此。它还能让我们的个体基因组及时地适应各自的环境，而这确实是一个全新的概念。德国国防军曾以一种相当不光彩的方式为这一革命性的认识做出过贡献。1944—1945 年冬天，德国军队占领了荷兰的大部分地区并且只给当地居民提供最少的食物配给。后果是发生了一场被称为"荷兰饥饿之冬"的饥荒并被载入史册。尽管那是一个可怕的时代，但仍然有新生儿降临。荷兰人做事向来井井有条，妇产科医院详细记录了新生儿出生时的体重。结果发现，许多新生儿都是所谓的"足月小样儿"。在母亲怀孕期间不得不挨饿的条件下，婴儿虽然在预产期出生，但体重却明显偏低。

40多年后，一位名叫大卫·巴克（David Barker）的英国医生兼流行病学家对那这些营养不良的新生儿的后续情况颇感兴趣。他们一生都是身材矮小，体重不足吗？巴克成功地追踪到超过100个出生于"饥饿之冬"的孩子并对其进行了研究。当他发现研究对象们并没有体重不足时，他非常惊讶。与之相反的是，他们中的许多人竟然严重超重并且患有由超重导致的继发性疾病，如糖尿病和心血管疾病。据统计，过去体重偏低的新生儿的超重率明显高于普通人群。这初看似乎是个悖论，但巴克很快就用一种引发轰动的论述对其进行了解释。由于母亲持续处于饥饿状态，未出生的孩子在怀孕期间就已经受到了影响，所以他们会以最佳方式利用所有可能来为自己补充能量。他们被编程为"优秀的食物利用者"。这让他们在子宫内发育时期，即使受营养不良的影响，也仍然有存活的机会。

当战后不久再次有了充足的食物，荷兰也经历了"经济奇迹"后，这种编程就存在问题了。它导致"优秀的食物利用者"在能量供应充足或者过量时，体重会迅速增加。

最初以"巴克假说"闻名的胎儿编程理论，现在被认为是既定的知识。在一个特别敏感的阶段，即在子宫内的发育时期，孩子们就受到了表观遗传的影响，而这对他们健康的影响会一直持续到长大成人[3]。

饮食影响表观遗传机制

我们继续以饥荒儿童为例，这显然不仅取决于母亲在怀孕期间吃得多、吃得少，她到底吃了什么也很重要。换句话说，重要的不仅有为我们提供能量的宏量营养素（碳水化合物、脂肪和蛋白质），还有微量营养素（维生素和矿物质），显然在这方面叶酸非常重要。长期以来人们就知道，怀孕期间缺乏叶酸会导致胎儿畸形率增加，尤其是脊柱断裂。因此，多年来常见的做法是为孕妇或者备孕的女性开叶酸制剂，这一措施的有效性已经得到了明确证实。为什么叶酸如此重要？我们提到过表观遗传调控的主要机制是甲基化，所以必须要有足够的甲基。而叶酸是所有微量营养素中最重要的甲基提供者。叶酸这种物质能为我们的机体提供对表观遗传很重要的化合物[4]。因此，人并不只是他所吃的东西，还是他母亲所吃过的东西。

本章开篇对表观遗传学的定义中，我们提到过表观遗传结构可以传递给下一代。已有的变化是可以遗传的，这一事实与经典的达尔文进化生物学相悖。但是这一点现在已经得到了研究证实。奥佛卡利克斯是瑞典北部一个只有3500位居民的小村庄。在其漫长的历史进程中，它经历过几次饥荒时期，那些时期被详细地记录在了教区的登记册上。因为这个村庄不仅小而且还很偏远，所以在过去的两百年里几乎没有任何迁入或迁出的移民。这对流行病学家和遗传学家来说都是理想的条件，这样有利于观察几代人的某些特征并将其与环境作用进行比较。研究结果清楚地表明，无论祖辈在生命中的某些阶段是否挨过饿，或者他们是否有充足的食物供给，这些在孙辈中都能得到证明。甚至一些因素，比如孙辈何时进入青春期或他们以后会不会患癌，也会受到祖父母的生活方式和饮食的影响[5]。所以我们必须再次完善之前的描述。人不仅受自己和母亲所吃过的东西影响，还受祖父母所吃过的东西影响。事实再次表明，人们无法自由选择父母和祖父母。

同时，除叶酸外，还鉴定出了一系列所谓的植物次生物质，它们显然也具有表观遗传效应。萝卜硫素和3-吲哚甲醇，它们存在于十字花科蔬菜中，如西兰花和球芽甘蓝，作为甲基化阻断剂，它们明显作用于所谓肿瘤抑制基因上。

这些肿瘤抑制基因随着年龄的增长会高度甲基化，上述物质可以去除甲基。然后这些基因可以再次执行正如它们名字所表达的任务，抑制癌细胞。主要存在于绿茶中的表没食子儿茶素没食子酸酯显然也有十分类似的效果，您从前文已经了解过，绿茶是一种有效的健脑食品[6]。

那么，我们是否正在走向"表观遗传饮食"之路呢？答案是表观遗传饮食已经存在了，至少在动物界是如此。众所周知，一个蜂巢有成千上万只工蜂，它们从属于一只蜂后。虽然工蜂只能活几个月，但它们的蜂后却能活数年。此外，蜂后是蜂巢中唯一能繁殖的蜜蜂，它一生基本上都在产卵。有趣之处在于，工蜂和蜂后在基因上是完全相同的。

是什么让蜂后成为蜂后

那是一种特殊的食物：蜂王浆。所有的蜂蜜幼虫出生时都能从它们的保育蜂那里获得蜂王浆。然而 3 天后，工蜂的蜂王浆会渐渐被掺入蜂蜜和花粉，但蜂后则不然，它能继续获得纯正的蜂王浆，并且终身以此为食。只有这种特殊的食物才会影响蜜蜂的遗传密码，从而使其预期寿命和终身生育能力提高近10倍[7]。难怪现在有些精明的公司会提供蜂王浆作为抗衰老营养补充剂。然而，人们对蜂王浆的作用却众说纷纭。让我们这样说吧，蜂王浆对蜜蜂有效，但它对于人类的表观遗传饮食是否有效，我们还需再等等看。

行为是如何产生并遗传的

不仅饮食会影响我们的表观基因组（我们的整体表观遗传状态），行为对此也十分关键。这里必须要再次用老鼠来证明这一点。小型啮齿动物具有完全不同的个性。例如，如果把一只正常的健康自信的老鼠放在一个新笼子里，过不了多久，它就会开始系统地探索。胆小或抑郁的老鼠表现则完全不同。他们通常会蜷缩在角落里一动不动地待几个小时。如果老鼠有一个"糟糕的童年"，那他们就会变得特别胆小、抑郁。在啮齿动物中则主要意味着它们被母亲忽视了，这种情况可以在实验室中通过实验进行模拟。在饲养过程中，如果在一定时间内反复将幼鼠与母亲分开，那么就能成功地培育出胆小的、抑郁型老鼠。然后，这种行为也会遗传给它们的后代，即使它们的后代没有与母亲分开。这些老鼠的神经细胞的甲基化模式清楚地表明，表观遗传变化就是造成这种情况的原因[8]。

人类也不例外。对于人类而言，与母亲的联系与完整的社会环境对孩子的发展都至关重要。我们早就从发展和行为心理学中了解到，如果孩子在人生早期阶段曾被忽视甚至遭受过由身体暴力或性暴力带来的创伤，通常会导致孩子产生心理问题，如抑郁症、焦虑症或成瘾行为，并且这种情况会一直持续到成年后。通过表观遗传学，我们现在能从分子层面上来解释这些状态或这种行为是如何产生的。人们已经证实，特别是在遭受严重创伤的情况下，恐惧是可以遗传给下一代和下下一代的。

我们可以从基因上进行改变

患焦虑症是一种普遍现象。根据曼海姆中央心理卫生研究所的数据约有 2% 的德国人在其一生中会出现焦虑的情况，这使得他们通常会无缘无故地陷入极大的恐惧中，而且女性患病的频率是男性的两倍。长期以来，科学家们一直十分关注这方面的可疑基因。这些基因中首先有单胺氧化酶 A 基因（MAO-A）。这种基因可以刺激一种酶，这种酶会参与分解众所周知的幸福激素——5-羟色胺，5-羟色胺主要负责抑制焦虑。MAO-A 也受表观遗传的调控，它的活性会因亚甲基的附着而降低。在焦虑症中，该基因明显高度甲基化。这意味着缺少足够的甲基会导致基因在刺激单胺氧化酶方面过于活跃。因此，5-羟色胺会被分解，其后果是出现焦虑症和抑郁情绪。

在精神病学上主要有两种方法可以治疗这些疾病，药物治疗和谈话治疗。后者的状态有些不容乐观。科学的医学基本上是在其治疗效果可测量的基础上得到蓬勃发展的。但这对心理治疗来说却很困难，因为对话并不能提供具体数据。然而，很明显，它们也能改变表观遗传模式。弗莱堡大学医院的一项调查表明，通过谈话疗法或行为疗法来治愈焦虑症的患者，他们的 MAO-A 基因是正常的甲基化。他们没有服用任何药物，只是通过谈话来控制自己感受和想法，基因就发生了改变[9]。

而这不仅局限于 MAO-A 基因，我们的应激反应也是如此，我们详细介绍过，它也受遗传或表观遗传调控。例如，一种名为 FKBP5 的基因它就能调控激素压力控制轴，而且特别能影响皮质醇水平。皮质醇水平在急性应激事件中会迅速升高，但随后又会迅速下降。至少理论上来说应该是这样。然而，高度活跃的 FKBP5 基因会阻碍压力激素，即皮质醇受到正常调节。在焦虑症和应激障碍中，经常会在这个基因上观察到和 MAO-A 基因相同的情况，即高度甲基化。在实践中这意味着，FKBP5 基因过度活跃，皮质醇水平下降不充分，压力成为慢性而变得有毒[10]。

通过表观遗传学实现个性化医疗

表观遗传学的研究结果不仅会改变我们对精神疾病的理解，还能让整个心理治疗迈上新台阶。近一百年来，精神病学主要以症状为导向。人们根据患者的临床表现，根据他们是否患有抑郁症、焦虑症、成瘾行为或其他症状对其进行分类。然而，这些都是基于临床症状的归类。所以我们才会看到，许多药物治疗根本不起作用。未来，表观遗传模式或许可以用来更精确地定位疾病的源头。表观遗传变化的定位作用或许也可以使更有针对性的个性化医疗成为可能。

此外，这不仅适用于精神病学，同样也适用于许多其他领域，如肿瘤医学。肿瘤医学基本上也都是按照肿瘤最初被发现时所在器官的位置来对其进行分类，如乳腺癌、肠癌、肺癌。经过基因培训的肿瘤医生曾把这种医学称为"尼安德特人医学"。这主要并不是想表明这种命名法已经完全过时了（好吧，也许是的），其背后有更多其他含义。尼安德特人因其遗骸最初是在杜塞尔多夫附近的尼安德特山谷被发现而得名。但其实，人们知道这种早期智人在整个欧洲几乎都有分布，例如，虽然莱茵地区的尼安德特人早已灭绝，但在西班牙却还存在着他们的部落。在肿瘤方面情况也类似，当肿瘤首次在乳腺中被诊断出来时，我们称之为乳腺癌。然而，实际上并不存在所谓的"乳腺癌"，类型不同的乳腺肿瘤其治疗方法也大有不同。例如，在所有的乳腺癌患者中，约 20% 的乳腺癌患者的 HER2（人表皮生长因子受体 –2）基因发生了突变，这意味着肿瘤细胞表面有大量的 HER2 基因受体。这使一种全新的治疗方法成为可能，患者可以使用特异性抗体赫赛汀代替化疗进行更温和、有针对性的治疗，从而提高癌症治疗的有效性并且最大限度地减少副作用。因此，接受过遗传学方面培养的肿瘤学家呼吁建立一种完全不同的肿瘤医学。今后肿瘤疾病应该主要根据其遗传和表观遗传特点进行分类和治疗。当然，这需要一些时间才能在临床方面常规化。然而，从尼安德特人医学到精准医学的道路已经出现。

生物学年龄更重要

本书的主题并不是精神病学或肿瘤治疗，而是抗衰老医学。表观遗传学在抗衰老方面到底发挥了多大作用呢？答案就算不是至关重要，至少也是作用突出！

上文提到过，我们身体中的细胞所携带的特定基因蓝图并不止一种，它们还具有控制基因活性的表观遗传标记，即所谓的表观基因组。虽然基因序列本身在生命进程中不会改变除非出现严重的损害，但是表观遗传标记会不断变化。它们会以一种非常独特的方式，随着年龄的增长而变化。最先注意到这一点的人中就有史蒂夫·霍瓦特（Steve Horvath）。他生于德国，但多年来他一直在著名的加利福尼亚大学洛杉矶分校（UCLA）教授人类遗传学和生物统计学。老化过程中表观遗传甲基化模式的特征性变化使霍瓦特萌生了找出确定"生物年龄"方法的想法。

长期以来，这一直是抗衰老医学的主要关注点。它区分了时间上的年龄和生物学年龄。时间上的年龄很容易确定，人们查看身份证上的出生日期，就能计算出年龄。然而从生物学角度来看，一个人可能明显地比实际年龄大得多或年轻得多。我们从自己的经验中就能认识到这一点，一些人在75岁时没有电梯就上不了楼，也记不住孙子、孙女的名字；而其他人在这个年纪仍然能每周在网球场上出现 3 次，或者开始学习新的大学课程。

现在科学不再依靠外部印象，而是需要精确的测量数据。因此，人们深入研究了所谓的"衰老的生物学标志物"。它们之所以这么重要还有另一个原因。如果现在有越来越多的抗衰老疗法，那么它们也必须要证明自身的有效性。但如何验证其有效性呢？一个人是否真的因某种药物、营养补充剂或特殊饮食就比其他人活得更久，最终只能由他的实际年龄来决定。在目前平均预期寿命约为 80 岁的情况下，如果一个 50 岁的人愿意成为研究对象，人们就必须在30 年内反复对其进行检查来了解这些措施是否取得了预期的成功。即使是最有耐心的研究人员也会感到厌烦，就更别谈研究所涉及的经费了。

明确标志物是十分有必要的，标志物可以在短时间内用来判断生物学年龄是否有所变化，即一个人是否可以通过采取某些措施在生物学上变得更年轻。近年来，端粒长度被认为是最有希望的候选者。端粒类似于我们细胞中的生物钟。我们在前文提到过因研究端粒而获得诺贝尔生理学或医学奖的伊丽莎白·布莱克本 H. 是如何用端粒来描述慢性压力在细胞层面的影响。端粒长度的测量在当时是最精确的生物学年龄测量参数。

表观遗传时钟是如何运转的

现在有一个更加精确的数值，即霍瓦特的"表观遗传时钟"。多年以来，在洛杉矶的研究所里霍瓦特和他的团队分析出了不同身体细胞所发生的表观遗传变化。他将几百个 DNA 位置作为目标，确定了它们甲基化的频率。然后，他用自己研发的计算机算法分析了这些数据。

事实证明，他的计算结果确实惊人地精确，比迄今为止实验室用于年龄测定的任何方法都更精确。事实上，霍瓦特的结果确实很令人震惊，以至于他的出版物起初还遭到了科学鉴定人员的拒绝。理由是这些数值好得令人难以置信。对此人们必须知道生物标志物一般能做什么。一个极佳的生物标志物通常能达到 0.6～0.7 的相关性（统计关系）。例如，端粒长度和生物学年龄之间的相关性为 0.5。而霍瓦特的表观遗传算法达到了令人难以置信的 0.96，这也难怪科学鉴定人员会提出质疑。但霍瓦特并没有因此松懈，他继续研究他的方法。其他工作组也证实了他的结果。如今，"霍瓦特时钟"被视为确定年龄方面无可争议的黄金标准 [11]。它影响的不仅仅是医学，犯罪学家和法医学家也可以使用这种方法，比如根据组织样本相当精准地确定暴力行为的肇事者或受害者的年龄，因为时间上的年龄和生物学年龄不会有极大的偏差。

然而，对于抗衰老医学来说，生物学年龄与时间上的年龄的偏差尤为重要。例如，最新研究表明，患有活动性病毒感染的 HIV 患者比病毒得到良好控制的患者的生物学年龄明显更高，有明显肥胖症状的患者在生物学上比正常体重的同龄人也更老[12]。

健康活到 150 岁

因此，表观遗传学为我们开辟了全新的、同时也是非常精确的年龄诊断的可能性，它也能提供全新的治疗方法。至少一位国际衰老研究领域的重量级人物——来自著名的哈佛大学的遗传学家大卫·辛克莱尔（David Sinclair）坚信这一点。

辛克莱尔在科学界享有盛名。在千禧年之初，他发现了去乙酰化酶。上文曾提到过这些基因组，它们能激活一种同名的酶。这些酶现在被人们称为"长寿酶"，它们负责细胞的修复工作。除此之外，它们还负责自噬，即负责降解细胞中的分子废物。在辛克莱尔作为"去乙酰化酶之父"声名鹊起后，他越来越专注于衰老研究。而在这个过程中，表观遗传学也日益进入了他的视野。与此同时，辛克莱尔认为表观遗传变化不仅是衰老因素之一，而且还是最重要的衰老因素。在他2019年出版的《衰老的终结》一书中，他认为DNA的表观遗传调控会随着年龄的增长变得越来越不精确^[13]。辛克莱尔将此称之为"表观遗传噪声"。这会导致身体的许多功能下降，在老年时也避免不了患退行性疾病。如果DNA上的信息不能被正确读取出来，这就像是把一张刮花了的DVD放进播放器一样，画面质量受损，在某些时候只有噪声，屏幕上只有黑白像素图像。辛克莱尔现在的理论是，在一张被刮花的DVD中，信息仍然可以被储存。而且通过创新的方法在很大程度上还能消除划痕，让播放画质更高清、内容更完整。同样，在我们的DNA中仍然储存着健康、年轻生活的所有原始信息。它们只是被许多表观遗传的"划痕"所遮盖。如果有可能逆转表观遗传噪声，那么高质量的生活也能再次成为可能。这样，人类将活得更久而且健康几乎也不会受到损害。辛克莱尔本人认为，150岁的寿命对当代人而言是相当现实的。

辛克莱尔利用他的"衰老信息理论"做了一个大胆的尝试，他将不同的衰老理论总结成一个统一的体系。大多数研究人员都将衰老视为多重因素作用的结果。氧化应激、慢性低度炎症、糖化过程、端粒缩短和线粒体功能丧失（细胞内的能量生成），所有这些不同的过程都被认为是衰老的重要因素。研究人员所研究的领域不同，这些因素所占比重也会有所不同。但大多数科学家都认为衰老是一个复杂的过程。大卫·辛克莱尔则不然。他认为衰老只有一个原因，表观遗传变化。并且他认为衰老也更容易治疗。引用辛克莱尔的话来说，就是"衰老比癌症更容易治疗"。

现在人们当然会对大卫·辛克莱尔议论纷纷，其中肯定少不了说他是不谦虚。而这位澳裔美国科学家能在波士顿哈佛大学医学院遗传学研究所（全球最著名的研究机构之一），担任研究负责人也并不是完全没有道理的。

返老还童的钥匙

2020年，辛克莱尔以一项首次成功应用"表观遗传的返老还童"的研究震惊整个学术界。辛克莱尔和他的团队在几乎失明的、老弱老鼠身上，对视觉神经上的表观遗传标记进行了重新编程从而使细胞重新恢复到一个明显更年轻的状态。其效果是惊人的。那些几乎失明的啮齿动物的视力竟然恢复了[14]。

当然，这也是一项非常符合新闻界口味的研究。让盲人重见光明，这近乎为辛克莱尔的治疗方法赋予了神圣的光辉。然而在兴奋之余，人们也应该更加谨慎。在医学上，我们早就知道，并不是所有在老鼠身上有效的东西都能转移到人类身上，而且能使视觉神经恢复活力的不一定对其他组织起作用。治疗是否会在长期内产生不良的副作用还尚不明确。例如，批评者警告说，在衰老的细胞中恢复年轻时的分裂能力可能会伴随着更高的癌症发生率。

尽管如此，仍然要说的是，辛克莱尔首次证明了表观遗传返老还童的可能性，并为抗衰老医学开辟了全新的视野。然而，即使一切都按计划进行，它也要几年后才能用于人类的临床治疗。"表观遗传重编程"仍然是一个耗时耗力且费用高昂的程序。因此，在我们进入再生医学时代之前，我们应该考虑一下现有的预防医学，毕竟预防医学已经取得了一些成就。继续以刮花的 DVD 为例，令人欣慰的是，原始信息仍然保存在这张 DVD 上，而且可以通过复杂的技术消除划痕。但另一种可行的方法是，好好爱护 DVD，使其一开始就不出现那么多划痕。

我们现在知道，为了应对遗传信息载体（即DNA）上与年龄有关的表观遗传噪声，我们可以做很多事情。通过健康的饮食、定期锻炼以及精神放松技巧，我们可以积极地影响甲基化模式，从而减缓衰老过程。遗传就像衰老本身，几年前，两者都还被认为是命中注定的。现在却成了一个可以塑造的过程。

本章小结

- 基因不是需要用一生去描绘的蓝图。第二遗传密码，即表观基因组使生活方式和环境因素也能影响我们的基因。

- 第一个也是决定性的表观遗传影响在怀孕期间的子宫内就已经发生了。母亲在这段时间的所作所为以及她的饮食方式都会对孩子产生影响，这一影响会一直持续到孩子成年以后。

- 不仅是饮食，我们的行为也会影响我们的基因。儿童早期受到忽视或经历过暴力都会在基因中留下痕迹。

- 表观遗传标志物已成为了可以用来确定"生物学年龄"最精确的测量物。不久后，相应的测试也会用于常规临床诊断。

- 目前，人们正在对"表观遗传疗法"进行深入研究，表观遗传疗法有望成为未来抗衰老医学的绝佳选择之一。

第 8 章　灰色细胞与长寿地区

我们能从百岁老人身上学到什么

那些想要成功的人首先应该从成功人士那里得到启示。这也适用于成功的衰老。如果人们想健康地活到 100 岁，那么值得关注的就是所谓的百岁老人，即那些已经达到这个年龄而且还很健康的人。现在百岁老人并不少见。在他们百岁生辰之际，人们总会问"您是如何做到的？""您高寿的秘诀是什么？"这些问题可能不尽相同，答案也是五花八门。

法国女性雅娜·卡尔曼特（Jeanne Calment）仍然是世界长寿纪录的保持者。她于 1997 年去世，享年 122 岁。此后，再也没有人的寿命比她更长。她的长寿秘诀是，每天喝一杯波特酒，食用大量的橄榄油、戒烟。然而，她 117 岁才开始戒烟。

2017 年，当时世界上年龄最大的女性，意大利的艾玛·莫拉诺（Emma Morano）逝世，享年 117 岁。然而，在此之前，为了听这位老太太亲口讲述她的长寿秘诀，一大批记者早已前往采访过她。艾玛·莫拉诺也没有让记者失望。她高兴地表示，在过去的 70 年里，她每天都会吃 2 个鸡蛋，并且 80 年来没让男人接触过她。

现在一些名人也已经跨过了 100 岁大关。例如，具有传奇色彩、深受百姓爱戴的"女王妈妈"，英国伊丽莎白二世的母亲。她于 2002 年去世，享年 101 岁。她风趣地说，在晚年能保持健康多亏了两件事情，看赛马、喝金汤力[①]。

百岁老人还经常说，他们的一生都非常虔诚而且从来不会不做晚祷就睡觉。从某种程度上说，长寿似乎是善良的上帝对他们的回报。

当然现在也有很多爱喝烧酒的人，他们也信仰上帝，但是仍然活不到 100 岁。有关百岁老人的报道在个别情况下可能极具独创性，但我们无法从中得出长寿的一般性建议。让我们简单总结一下，无论我们问一个 100 岁的女性如此长寿的原因，还是问一个 2 米高的男人如此高大的原因，往往都会得到同样的回答，但这只是发生在他们两个人身上的情况而已。

----

① 译者注：一款鸡尾酒。

这种现象在医学界是普遍存在的。病例报告，即对个别病例的描述，通常是很有趣的，但我们几乎无法从中得出任何科学结论。对此我们需要对更多的病例进行研究。

比利时流行病学家米歇尔·普兰（Michel Poulain）也明白这一点。在他学术生涯即将结束之际，他对长寿这一话题愈发感兴趣。如果能成功找到一些人口平均寿命明显高于世界其他区域的地区，那么我们就可以从中获得普遍性的认知并且可能由此找出那些有利于长寿的因素和生活方式。借助经验丰富的流行病学家的全部设备，普兰开始了这项研究工作。不久后，他发现了第一个长寿热门地区，撒丁岛上一处引人注目的百岁老人聚集地 [1]，并因此激发了他的兴趣。《国家地理杂志》的科普作家丹·布特尼（Dan Buettner）关注到了普兰的工作并答应给予他后勤和财政支持。普兰全身心地投入到工作中，继撒丁岛后又发现了其他几个人均寿命高于一般水平的地区，比如琉球岛、美国的洛马琳达地区和哥斯达黎加的尼科亚地区，他用蓝色水笔在地图上标记了这些相关区域。丹·布特尼用他敏锐的眼光关注到一些有说服力的细节并从中得出"长寿地区"这一概念。同时，他写了一部关于普兰研究工作的科普书，该书也成了一部世界畅销书 [2]。事实上，普兰的研究工作也在很大程度上推动了抗衰老医学的发展。接下来让我们更加详细地了解一下他的"长寿地区"及其居民。

酸奶热潮的兴起

在米歇尔·普兰和丹·布特尼提出"长寿地区"这个概念前就已经长期存在着对某些据说拥有超高龄人群地区的报道，如在格鲁吉亚发现了许多百岁老人，又在巴基斯坦罕萨山谷不无惊奇地发现了许多超高龄老人，保加利亚农民也自称其寿命极长。但在大多情况下，这些报道经受不住批判性的检验。自称150岁的保加利亚农民把他们的超凡人均寿命主要归功于对发酵乳制品的热情。我把俄罗斯免疫学家伊里奇·梅契尼科夫（Ilja Metschnikow，1845—1916年）视为抗衰老医学的先驱之一。1908年，他因发现所谓的巨噬细胞的免疫防御作用，而获得了诺贝尔生理学或医学奖。在那时，他就已经对还不受欢迎的衰老研究领域产生了兴趣。梅契尼科夫证实了肠道的腐蚀过程是导致衰老的关键过程。因此，他的目标是在肠道中多多繁殖"有益的细菌"。正如我们所看到的那样，这种方法持续推动着21世纪的现代微生物组研究。他主要在乳酸菌中发现了有益的细菌，尤其痴迷于"保加利亚乳杆菌"，该菌种在保加利亚被用于将牛奶转化为酸奶。在途经该地区的研究之旅中许多高龄村民告诉他的内容与他的研究理念完美契合。梅契尼科夫原本是一位一丝不苟的科学家，但为了宣传由发酵乳制品制成的酸奶饮料，他未经检验就接受了村民们所叙述的内容，并取得了惊人的成功。梅契尼科夫凭借他在20世纪初的研究引发了持续到今天的酸奶热潮。许多自称150岁的保加利亚农民看起来像70岁，直到后来才发现，事实上，他们确实也只有70岁。只是为了让梅契尼科夫教授高兴，村里的老人才谎报了自己的年龄。

当20世纪90年代末，出现第一批报道称撒丁岛，特别是在巴尔巴吉亚地区，记录在册的百岁老人比率高于平均水平时，人们对此表示非常怀疑。所以，久经考验的流行病学家米歇尔·普兰从事的这项研究意义重大，因为他不是在个人层面上进行研究，而是在整个人群中去研究医学上的因果关系。当普兰证实了撒丁岛确实是一个长寿热门地区时，全世界的热情都变得更加高涨了。撒丁岛每百万居民中平均有135人超过100岁，而欧洲平均水平为70~80人。此外还有一些引人注意的地方，百岁老人中女性和男性的数量一样多。而通常情况下高龄性别是5∶1，其中女性所占比例较大。

撒丁岛：来自长寿岛的问候

撒丁岛上能聚集这么多长寿老人的原因是什么呢？首先让人联想到的是基因特征，尤其是和人口社会融合相对快速的内陆地区相比，岛上基因变异的持续时间更长。我们正处于新千禧年的开端，也因此正处于对新"基因时代"的第一次欢欣鼓舞中，在这样的背景下，我们根据基因技术和实验分析的全部规则对撒丁岛居民进行研究，最终确实有所发现，相当多的居民体内被检测出 G6PD 基因突变，这种突变会导致红细胞发生变化，而红细胞在一定程度上可以预防疟疾。当红细胞变小时，形成血栓和栓塞的风险会明显降低。这一项显著发现在专业领域得到广泛讨论。即便如此，人们也迅速达成了共识，基因变异不足以作为撒丁岛地区人均寿命高的主要原因。正如人们通常所认识到的那样，生活方式显然比基因更重要。

撒丁岛人有一些极具特色的生活方式。在农村地区，饲养山羊和绵羊很重要。在男性百岁老人中，许多人一生都是牧羊人。这似乎也是一个十分轻松、没什么压力的职业。尽管牧羊人每天必须穿过连绵的山区到 5～7 公里远的地方放羊，但这其实与如今运动科学家所推荐的那种可预防心脏病发作的"有氧训练"类似。也许正因如此，撒丁岛才成为了世界上唯一一个男女平均寿命相同的地区。在这里，从事牧羊这一职业的人一般以男性为主。

饲养绵羊和山羊的人总能自给自足。山羊奶在撒丁岛无处不在，它与牛奶相比具有一系列显著的优势，山羊奶中含有 13% 以上的钙元素，25% 以上的维生素 B_6 及 3 倍多的可以降低胆固醇水平的烟酸。此外他们还有典型的地中海式饮食方式，大量食用自己种植的水果和蔬菜。不过撒丁岛人不是素食主义者，他们有时会在周日或者节假日宰杀、烤制羊肉，但这只是偶尔为之。像所有意大利人一样，撒丁岛人喜欢吃奶酪，岛上的特产是佩克利诺奶酪——一种羊奶酪。撒丁岛的绵羊以野草为食，这也是一种特色，这意味着他们的羊奶和由此制成的奶酪富含 ω-3 脂肪酸，这是另一种已被证明的、对健康有益的元素。

红酒显然也有益于健康。早餐喝山羊奶，晚餐喝红酒。撒丁岛的葡萄品种非常独特，其中最有名的是红葡萄坎诺瑙。在撒丁岛贫瘠的土地上、在地中海炙热的阳光下这种葡萄必须形成相当多的保护物质才能保障自身的生存。这些保护物质也能对人类产生积极的影响。此外，在酿造红葡萄酒时，被榨取的葡萄在很长一段时间内都以葡萄汁的形式而存在，所以许多葡萄皮和葡萄籽中的成分会进入酒中。这会导致这种红葡萄酒的口感对有些人来说有点"粗糙"，但几乎再也没有第二种能像它一样富含健康的植物次生物质的东西了。

饮食并不是最重要的。和意大利的其他任何地方一样，在撒丁岛最重要的是"家庭"。传统意义上的大家庭不仅意味着有很多孩子，而且常常还指几代人同住一个屋檐下。也就是说，岛上的老人和长寿老人们一直都生活在大家庭中，他们从未中断过与子女、孙子和曾孙的联系。或许很少有什么可以像与孙辈的密切联系那样，能使老人持续从中受益，反过来对于孙辈们也是一样的道理。在多次拜访撒丁岛后，米歇尔·普兰一再强调以下事实，他所调查的百岁老人中没有一个人是住在养老院的。

此外还值得注意的是，当人们在该地区的村庄广场上度过下午和夜晚时，能听到许多欢声笑语。撒丁岛人以其极强的幽默感而闻名，他们喜欢拿自己与他人开玩笑。现如今，每一位心理学家都能证明，大笑不仅有助于减轻压力而且还有助于调解个人和社会矛盾。大笑是一种良药。对此，您可以想一想亚历克西斯·佐尔巴（Alexis Sorbas）。此外，撒丁岛还是欧洲人想度假时距离最近的长寿之岛。

琉球：长寿之岛

　　欧洲人如果想去世界上著名的长寿之岛琉球，那就需要再走远一点。琉球曾是一个拥有自己文化的岛屿。老一辈直到今天，他们都还讲着古老的语言并保持着流传下来的传统。多年来，也正是因为这一代老人，医学家和长寿研究人员对长寿才一直如此着迷，因为世界上没有哪个地方的人能比琉球人的寿命更长。该岛女性的平均寿命为88岁，男性为80岁，明显高于以长寿而闻名于世的其他地区。琉球的每10 000人中就有5个百岁老人。

　　也许更重要的是，琉球人不仅在寿命长短方面遥遥领先，他们在健康程度方面也与众不同。尽管他们会患与欧美人一样的疾病，但是他们的患病率却低得多而且患病年龄也晚得多。与75岁的美国人相比，同龄的琉球人患心脏病的风险只有其1/5，患乳腺癌和前列腺癌的风险是其1/4，患痴呆症的风险是其1/3 [3]。这些数字令人印象深刻，因为重要的不是寿命的长短，而是尽可能长久地保持健康。显然琉球岛的长寿人群在这两方面都获得了成功。

　　这座百岁老人之岛的奥秘是什么？与撒丁岛一样，研究人员首先对琉球的百岁老人进行了广泛的基因测试。让我们来简明扼要地总结一下测试结果，没有在他们的基因中找到任何可以用来解释该地区高平均寿命的原因，琉球人并没有长寿基因。

琉球人的生活方式上也极具特色。我们能从饮食方面找到一些可以用来解释他们长寿的原因。与亚洲各地一样，食物在琉球人的日常生活中发挥着重要的作用，但几乎在其他任何语言中都不存在如此美丽的名字"Kusuimon"（一种可以用作药物的东西）。这个概念可以用于描述食物和烹饪艺术。

除了我们现在所熟知的发酵豆制品之外，琉球还有一些特殊的超级食物，如富含叶酸和矿物质的红薯。另一种特色食物是戈雅苦瓜，它含有大量的维生素C和其他抗氧化成分。琉球人喜欢在自己的菜园里种植很多这类蔬菜。由于常年气候温和，所以人们一年四季都能有所收获。还有一种尤其受欢迎的食物——海藻，我们所熟知的海藻一般与寿司搭配食用。那片海域海藻种类繁多，每一种海藻都有非常独特的味道，显然它们对健康也有特殊的益处[4]。

除了食物之外，琉球人还特别重视集体活动。他们不仅会定期举行家庭聚会，而且还会参加各种集会和传统活动。还有一个词也可以用来形容这一点，"Yuinaru"心态，是指一种集体意识，在这种意识下人们不仅会定期聚会，而且还会相互扶持。这种心态的最美形式之一是形成所谓的"摩艾"（Moai）。意思是，当家庭成员越来越少，或者家庭因其他原因而解散时，一个自我选择的朋友圈会取而代之，五个朋友联合起来，互相照顾，共度余生。

一个地区的语言特点不仅在于其特有的概念，还在于缺失的表达。例如，琉球没有"退休"这一概念。每个人都想尽可能长久地工作，这也是琉球的一个传统。

快餐会危害健康长寿

尽管有一些关于琉球岛上长寿老人的正面报道，但人们也不能掩盖其日暮途穷的发展趋势。现如今在这座群岛上还有长寿老人，但是这一群体明显正面临着灭绝。特别是第二次世界大战后，美国文化成功入侵了这座迄今为止都非常传统的群岛。现在，汉堡店和快餐店遍布各个街角，它们特别受年轻人和中年人的欢迎。然而，这并非没有危害。肥胖（肥胖症）、血脂水平升高（血脂异常）、高血压（动脉高血压）和糖代谢紊乱等代谢疾病正以惊人的速度在增加。琉球岛上30—50岁群体的健康状况也明显比其他地区差。琉球岛的百岁老人可能会令全世界着迷、钦佩，但对本地的年轻人来说，他们显然很难成为榜样。这是可悲的，也是令人恐惧的，这座拥有特殊长寿文化的百岁老人聚集岛可能很快只能作为历史记忆而存在。

洛马琳达：美国人的健康乐园

我们想要更进一步研究的第三个长寿地区与其他区域有明显的不同之处。洛马琳达（西班牙语中的"美丽山丘"）位于美国加利福尼亚州，距离东部的大都市洛杉矶仅 80 公里。它不是一个岛屿，以长寿为特征的居民也没有发展成历史上的民族集体。

洛马琳达其实是基督复临安息日会的中心，这是一个遍布全球的新教自由教会，洛马琳达的复临信徒数量是全球之冠。

这个教会成立于 19 世纪中叶，像许多新教教会一样，它非常重视尽可能忠实地阐释《圣经》。此外，他们还将安息日（我们所说的星期六）作为一周的第七天来庆祝，而不是庆祝星期日。然而，最重要的一个要旨是将自己的身体视为保持纯洁的"上帝的殿堂"。

因此，基督复临安息日会避免一切可能使身体不纯洁的东西。根据他们的信仰，吸烟、饮酒、吸毒及食用猪肉都是禁忌。虽然没有明确禁止吃肉，但他们绝大多数人都声称自己是素食主义者。

仅仅有健康的生活方式还不够，复临信徒还非常热衷于学习医学知识。他们想表明他们的生活方式确实是"正确的"，并且想通过医学知识来证明这一点。

信徒们通常都会参加持续多年的大型研究，这是基督复临安息日会的传统之一。在一个早期的类似研究中，我们发现吸烟对健康有害，但是我们今天绝对想不到，在20世纪50年代，吸烟不仅被视为一种社交时尚，甚至还被认为是健康的。在美国电视上常常可以看到有执照的医生为香烟代言。即便如此，复临信徒也不吸烟。所以，他们就和经常吸烟的一般人群形成了一个极好的对照控制组。这两个群体在肺癌和心脏病发作方面的差异是如此明显，以至于自20世纪80年代以来，尽管烟草业进行了大规模游说，但仍然无法掩盖吸烟的危害。最新研究也明确表明，复临信徒的生活方式是可取的。男性复临信徒的平均寿命比普通美国人的寿命长7.3年，而女性信徒的寿命比男性信徒还要长4.4年[5]。对此，没有摄入香烟兴奋剂无疑起着重要的作用。

我们不需要再讨论以植物为主的饮食方式的特点，复临信徒也承认他们食用坚果。目前在医学和营养科学中，坚果能提供大量优质脂肪，这是不争的事实。

此外，复临信徒长寿的原因中，可能也包含社会因素。正如前文所提到，星期六对他们来说是神圣的日子。这意味着，他们会和其他教区的成员一起庆祝这一天（请注意，是一整天！）。这还意味着，45分钟祷告后，人们不会继续去小酒馆吃饭或者回家享用周日的烧烤（工作狂也不会回到办公室处理电子邮件）。实际上，复临信徒整个安息日都在祷告、庆祝、歌唱和交际。这些活动不仅能减轻压力，还能巩固社会关系。我们要知道，这两个因素都对健康和平均寿命起到积极的作用。因此，洛马琳达最终像一座孤岛一样，一座真实存在于美国的孤岛，拥有健康的生活方式和长寿的人群。毕竟，在美国，大多数人觉得健康的生活方式一点也不重要。

其他长寿天堂

我们只想简短地讨论一下另外两个长寿地区。我们已经通过撒丁岛和琉球了解到了许多影响长寿的因素，这同样也适用于尼科亚半岛（哥斯达黎加）。例如，直到老年还在从事体力劳动的农村人口，基本上以丰富多样的热带水果和蔬菜等植物为主的饮食方式，家庭意识、集体意识，与典型南美人对生活和庆祝的乐趣相结合。

将热带水果和蔬菜换成橄榄和葡萄酒，将南美人的欢庆之情换成地中海式的和睦相处，您就能理解对同属于长寿地区的希腊伊卡里亚岛的描述了。这把我们带到了下一个值得推荐的旅行目的地。在十分漂亮、但常常游客爆满的希腊岛屿中，浪漫的伊卡利亚岛仍然是一个真正的秘密基地。因此来到这里亲自研究长寿地区，然后认识一些健康的老人实际上是很有趣的。

现在的问题是，从中我们能得到哪些对自己的生活方式有用的建议呢？如果人们没有出生在这些热门的长寿地区，那人们是否能创造自己的长寿地区呢？

节制与八分饱

许多作者试图根据各地区的特殊饮食方式设计出一种"长寿地区饮食"[5]，但这并不容易。因为不同地区的饮食习惯完全不同，在某些情况下甚至相互矛盾。

对于复临派信徒来说，任何形式的饮酒都是对上帝和健康的严重冒犯，而撒丁岛人发誓说他们的红葡萄酒有延年益寿的作用。琉球岛的居民因各种美味的海藻而陶醉，然而哥斯达黎加人即使饿着也不会吃海藻。当然，普通的欧洲公民也能从各个地区中获得一些饮食建议。比如，坚果（洛马琳达）自然是一种比巧克力棒更好的零食。同时，我们也可以在相关的餐馆和亚洲商店买到发酵的豆制品（琉球岛）。以一杯上好的红葡萄酒（撒丁岛）结束一天的工作一定不是所有抗衰老措施中最糟的。然而，我们在长寿地区还是无法找出一种特殊的"超级长寿食物"。

在这些地区，饮食的奥秘可能不在于吃什么，而在于吃多少。事实上，大多数长寿地区是其所在国的贫困地区。那里的老一辈都过着拮据的生活，餐桌上很少有丰富的菜肴。限制能量摄入是当时人们必须遵守的规定而不是一些抗衰老医生或营养学专家提出的由此延年益寿的建议。理由其实很简单，因为当时根本没有多余的食物。

这种被迫节制饮食对当地人的健康产生了积极影响，这种影响在日后才显现出来。特别是琉球人由此提出了一种哲学，即当地独有的概念"八分饱"。这听起来像一首有趣的童谣，翻译过来就是"当你的胃填饱80%时就要停止进食"。该口号目前在广为流传。

"八分饱"也是本书主题的一个很好的例证——大脑战胜了胃。如果胃说"再来点"，大脑的理智会说"不，我们现在必须停下来"。八分饱也意味着，倾听自己身体的信号。这是一种对食物摄入的心理正念策略。在这方面人们需要多加练习并保持自律，并不是只有日本人才能做到，其他地区的人也能做到。

称赞生命的意义和集体意识

然而，对健康的晚年生活来说胃并不是唯一的关键因素，精神生活也同样重要。那么，信仰对健康长寿有帮助吗？如果真有帮助，那么也不存在一个唯一的有益宗教，就像没有唯一一种超级长寿食物。基督复临信徒非常虔诚，他们期待着自己的救世主归来。在琉球，人们相信祖先守护着自己的生活，因此才崇拜他们。和意大利人一样，撒丁岛人信仰天主教。

对此，关键准则可能是人们能融入一个由志同道合的人组成的集体并与集体保持密切联系并且能从生活中找到超越日常生活的意义[6]。

最原始和最自然的集体形式无疑是自己的家庭。在撒丁岛，我们仍然可以看到，对于老年人来说，几乎没有什么比继续在大家庭中拥有一个稳固的位置更好的事情了。然而如今在世界范围内，人类社会中的大家庭模式已不复存在。家庭越富裕，家庭规模越小。因此找到可替代的集体形式很重要。复临信徒组成的教会，无疑就是一种大家族的替代形式。此外，信徒们一起祈祷、庆祝和交流想法也会起到非常重要的作用。琉球岛的居民以他们建造"摩艾"的务实行为表明，没有宗教人们也能产生集体联系，每五个人聚集在一起就能形成一个集体。如果一个人没有家，那他可以自己组建一个——这一切都取决于大脑。

人们不一定非要通过宗教来解释生活的意义，而应该将解释权牢牢掌握在自己手中。关于这一点，日语中有一个专门的词：Ikigai。Ikigai 经常被翻译得很复杂，例如"值得早起的理由"。这当然有一定的诗意魅力，但真的没有必要，因为我们完全可以直译。"Iki"在日语中是"生活"的意思，"gai"是"意义"的意思。Ikigai 也就是指生活的意义，这在日本人的思想和长寿观念中起着决定性的作用。当然，不仅日本是这样，哥斯达黎加的百岁老人也可以证明这一事实，对健康的高龄老人而言，至关重要的不仅是均衡饮食，还有"plande vida"，即"生活计划"。在法国存在主义哲学中，人们认识到"raison d`être"优先于"joie de vivre"，即我们存在的理由优先于生活的乐趣。斯堪的纳维亚半岛的人也有"Hygge"的原则，最初在丹麦语中，这个单词只有"舒适"的意思，近年来则发展成为一种生活哲学；在这种哲学中，人们通过欣赏日常事务来找到存在的乐趣。

日本生活哲学

日本人凭借着长达几个世纪的自我探究传统，对生命意义的探索可能已经达到最深刻的维度。Ikigai 一词，最早出现在 14 世纪的日本史诗《太平记》中，通过日本作家夏目漱石的著名短篇小说《行人》广为人知。在日本，生命的意义首先在于为国家进行长期的斗争，这种民族主义的解释，在第二次世界大战期间尤为突出。在当时，与其说 Ikigai 是一个活下去的理由，不如说是一种自我牺牲的目标。

直到战败后，当个人发展的需求随着日益繁荣而增长时，Ikigai 才逐渐成为一个关于寻找个人意义的概念。从那时起，日本掀起一场 Ikigai 热潮并一直持续到今天，这在大量的图书和期刊中也能得到体现。对个人意义的探索大体可以分为两个方面：一方面，人们认为生活中的幸福感主要体现在共同归属感上，也就是与群体融为一体。这一直以来都是亚洲的一个传统，亚洲人总是特别重视群体生活，学校和教育体系也基本都以此为导向。另一方面，在西方，个性和自身性格的发展变得愈加重要，现在这一概念在日本也日益得到了贯彻。

Ikigai 的意义也在于寻找自己的道路。无论是国家还是企业（在战后经常取代天皇和祖国的位置）都不能规定人们生活的意义。每个人都必须为了自己去找到它，这需要耐心和自我反省。没有人可以设定目标，但至少在寻找生活意义的道路上可以得到一些帮助。日本作家茂木健一郎（Ken Mogi）也是一位神经科学家，他那本非常值得一读的小书《日本人的生活哲学》就试图做到这一点 [7]。为了找到自己的人生意义，他列出了以下四个问题，人们需要对此做出回答。

- 你喜欢的事情（热情）。
- 世界需要你做的事情（任务）。
- 你擅长做的事或者有天赋的事（专业）。
- 你可以赚钱的事情（职业）。

茂木健一郎的书中也指出，Ikigai 不仅是关于生活意义的重要问题，也是关于那些和北欧的 Hygge 非常相似的日常小幸福，比如清晨清新的空气、一杯茶或咖啡的香味、阳光照射在皮肤上的感觉，Ikigai 也会体现在这些小事情中，并且，他也认为这些小幸福是转瞬即逝的。

另外，这还是一种重要的时代认知。在这个时代，越来越多的人不仅沉迷于捕捉瞬间，还试图通过社交媒体与全世界分享。几乎没有哪一顿饭菜不被拍下来发到社交平台上。这有助于人们在回忆中感悟快乐的时光总是稍纵即逝的，因为人们无法拍下饭菜的味道。

"Ikigai" 这一概念如此吸引人，以至于医生和科学家们自然而然总是对这一问题感兴趣，这种积极作用能否通过研究得以证明？答案是肯定的。1994 年，日本大崎大学的一个科学家小组开始对 4 万多名 40—79 岁的成年人进行为期七年的研究。所有参与者都被问及他们生活的意义。对于"你认为你的生活有价值吗？"这个问题，他们可以回答"是""不是"或"我不知道"。在统计方面提前去除了诸如体重指数增加、吸烟、饮酒和其他可能使结果产生误差的因素。该研究发表于 2008 年。其结果令人吃惊，在对生命意义问题上做出积极回答的人中，95％ 的人在研究结束 7 年后仍然活着，而在那些觉得生活没有意义的人中，该比例只有 83％ [8]。

这样的研究耗资巨大，但对医学界来说却有重要意义。一般来说，诸如"社会交际"或"对生活意义的感受"这些方面被认为是所谓的"软因素",因为它们并不能像血压或胆固醇水平那样容易测量出来。因此,这些因素在众多统计数据中都未被考虑。而没有记录在统计数据中的东西是不具有科学意义的。所以日本大崎大学的研究是一个很好的例子,可以用来说明这些方面是同样重要的而且能够得到科学证明。对于琉球和其他长寿地区的其他居民来说,该研究表明饮食和生活方式无疑是实现健康长寿的决定性因素,但赋予生活意义也同样重要。当然,每个人都必须独立地做这件事,在这一过程中大脑的灰色细胞会再次被召唤出来。

本章小结

- 长寿地区,是指世界上那些人均寿命明显高于其他地区的各区域。
- 显而易见的是,长寿地区的人们长寿的原因不在于遗传基因,而在于生活方式和饮食习惯。
- 长寿地区的居民拥有特殊的饮食方式,每个人都可以将那些特色食物涵盖到个人"长寿地区食谱"。此外,还有一个特别值得人们学习的方面。总体上,他们都吃得很少(限制能量摄入原则)。

- 除饮食习惯外，社会环境也很重要。大家庭或者稳定的朋友圈是健康长寿的最佳环境。
- 日本的 Ikigai 概念把对"生活意义"的探索发展成为了一种实用生活哲学。不仅仅只有日本人才能从中受益。

第9章 对抗遗忘

为什么痴呆是绝症

大脑同我们身体的其他器官一样，也会生病。然而，与其他器官疾病不同的是，脑部疾病主要是归因于年龄的不断增长。当然，有些脑部疾病也有可能在年轻时就已经出现，脑膜炎可以在任何年龄阶段发作，有时大脑自身的炎症(脑炎)甚至还是典型的儿童疾病——麻疹导致的后果。先天性血管扩张（动脉瘤）的危险会伴随人一生，因为血管随时都可能会破裂导致脑出血。脑梗死的发作与心脏病类似，通常是动脉硬化病变的结果并且可能在中年时期就已经出现。

癌症本质上是细胞不受控制地生长。由于神经细胞在分化后通常不再分裂，因此它们不会带来患癌风险。然而，这并不适用于所谓的神经胶质细胞。神经胶质细胞包裹着神经细胞，是一种大脑的"黏合剂"。它们具有分裂能力，所以也会退化。胶质母细胞瘤是一种具有强烈侵袭性的脑肿瘤，但幸好它是罕见的。

当然还有许多神经和精神疾病，如从癫痫到精神分裂症，那些源于脑部的疾病几乎会出现在所有的年龄段。

尽管疾病种类繁多，但我们现在主要是将神经退行性疾病和脑部疾病联系到一起。详细地说，比如阿尔茨海默病。正如我们所见，虽然它只是一种痴呆形式，但也是老年人丧失心智能力的代名词。另一种神经退行性疾病是帕金森病，它会导致运动和心智能力的丧失，本质上也是一种老年疾病。

虽然在20世纪下半叶，人们最害怕的疾病仍是癌症，但现在，对阿尔茨海默病的恐惧却位居第一。有以下几个原因：首先，随着人均寿命的提高，患这种与年龄密切相关的疾病的风险也会增加。阿尔茨海默病曾经很罕见，但是现在几乎每个人在他的朋友圈里都听说过一些这种病例。

其次，它还会给患者带来其他负面影响。阿尔茨海默病不仅仅是一种引起疼痛、生活质量受损或功能丧失的器官疾病，它还能通过影响我们的大脑、记忆力以及存储的回忆来影响我们固有的个性。阿尔茨海默病的确诊意味着逐渐告别自我，这比潜在的疼痛更可怕，毕竟现代医学通常可以很好地控制疼痛；这也比丧失任何器官功能更可怕，因为器官功能的丧失往往可以得到补偿。失去智力等于失去自我。

最后，还有一个可以解释目前阿尔茨海默病比癌症更可怕的原因。如今癌症在许多情况下都可以治愈，但是阿尔茨海默病却不能。几十年来，世界各地的制药公司为了研发出一种能有效对抗阿尔茨海默病的药物一直在进行大量研究并为之投入了巨额资金。病例数量不断增加，这其中无疑蕴含着巨大的商业利益，但目前为止所有药品研发都惨遭失败。2019 年，阿杜那单抗进入了所谓的第 3 试验期，离发售只差一步之遥，但最终却也只能止步于此。这是一连串类似失败案例中最新的一例，其失败原因是缺乏疗效。在这种绝望的气氛下，2018 年《德国医学杂志》上发表了一篇标题为《抗老年痴呆药研发的连环失败》[1] 的文章，这篇文章对于一起又一起的失败案例表露出了深深的失望之情，以至于领头公司纷纷撤出了阿尔茨海默病的研究项目。靠伟哥发家的药业巨头辉瑞在经过数十年对抗阿尔茨海默病研究后，终于决定在 2018 年 1 月宣布终止所有对这一研究项目的投入。他们已经为此花费了巨额资金，获得的却是巨大的失望。

首份文字凭证

这种让病人惊慌失措，让医生束手无策，让药物公司陷入失望泥沼的疾病背后到底隐藏着什么？从疾病史来看，阿尔茨海默病这种疾病出现得很晚。人们一般将首次出现的科学病历记录的那一年视为某种疾病开始的年份，按这个标准，阿尔茨海默的首次出现可以追溯到 1906 年。

但实际上，这种疾病出现的年代远比记录的要早得多。早在 17 世纪就存在大量针对它的详细记录，在莎士比亚的戏剧《皆大欢喜》中，贵族雅克谈论"老年"时说道，"这一奇怪且富于变化的故事最后一幕竟是童年再现"。全然遗忘，没有眼睛、没有牙齿、没有味道、什么都没有。

这句台词完全是对晚期老年性痴呆的精准描述，同时也再次证明了那位英国戏剧家细致入微的观察力和出色的文学才能。但由于另一些原因，这种疾病被称为阿尔茨海默病而不是莎士比亚症。

先驱爱罗斯·阿尔茨海默

爱罗斯·阿尔茨海默（Alois Alzheimer）于 1864 年出

生在下弗兰肯的一个名为马克特布赖特的小城市，他发现了阿尔茨海默病这一疾病并让它变得广为人知。当他还是一位年轻的精神科医生时，他在法兰克福工作，某一天，一位明显精神错乱的女士被送到了诊所，阿尔茨海默接手，并对这位名为澳杰斯特·狄（Auguste D.）女士的治疗，后来这个名字也被载入了医学史。然而他很快就发现，他对她的精神疾病束手无策。尽管如此，他还是一丝不苟地记录了病变过程。即使在他被调去慕尼黑后，他也没有减少对曾经的那位病人的关注。在她去世后，他托人为自己寄来了澳杰斯特·狄的大脑然后亲手剖验了它。随后他在神经细胞中发现了蛋白质变异（Tau 蛋白），又在细胞之间发现了另一种特殊的沉淀物（β- 淀粉样蛋白），这两种变异直到今天都还被视为阿尔茨海默病的典型组织学变异。

20 世纪初的爱罗斯·阿尔茨海默是一位能同时将药物实践和科学研究结合到一起的、博闻广识学识渊博的医生。许多像他那样的医生白天守在病床前，晚上留守在实验室，如今我们很难再看到这样的医生了。然而这位弗兰肯的神经科医生就是通过这种方式，成功地将临床病史和这种特殊的病理变异结合起来。在 1906 年 11 月 3 日举办的第 37 届南德精神科医生年会（在那时还被称为神经科）上，爱罗斯·阿尔茨海默展示了他的研究成果，这份成果直到如今还被视作为病史上绝对的里程碑式的发现，但在当时它却只引发了极少的关注，那次年会会议记录上对这一成果的评价是"缺乏讨论价值"。

虽然爱罗斯·阿尔茨海默的演讲使这种病症有了文字记录，但在当时并没有引起公众的关注。很长一段时间以来神经学的教科书上对它的介绍只有一段脚注，人类在上了年纪之后会逐渐记忆衰退，这种现象在那时被看作是一种自然的衰老过程，而不是疾病。这也说明了抗衰老医学长期面对的一个难题，它一再地被指责将衰老这一自然过程人为地病理化了。这一例子证明了阿尔茨海默病和"正常的衰老过程"之间的界限多么模糊。痴呆在老年人中或许很常见，但这并不证明它是"正常的"，也不能证明它是衰老过程中一个不可避免的结果，阿尔茨海默病是一种被明确定义的疾病，也许需要采取相应的预防和治疗措施。

然而，直到20世纪80年代，阿尔茨海默病才成为热点公众议题。历史总是惊人的相似，这种疾病也是因为一位名人患病后才引起了公众的注意。作为20世纪好莱坞最迷人的电影女神之一，光彩夺目的演员兼舞蹈家丽塔·海华丝（Rita Hayworth）深受观众的喜爱，由于她的美貌和魅力，她为自己赢得了"爱之女神"这一美誉。

　　但 30 年后，她因在公共场合行为怪异并且表现得越来越健忘而登上了新闻头条。对于这类性格大变的情况，当时最常见的理由是酗酒过量，丽塔·海华丝的情况却并非如此。1981 年她的医生公开宣布，这位昔日银屏女神患上了阿尔茨海默病。此事引起了巨大的轰动。直到那时这一话题才终于进入了公众的讨论中，随后便是时任美国总统罗纳德·里根（Ronald Reagan）在 1994 年的一次动员演讲上向公众宣布了自己患病的消息，"如今我已踏上了我生命的日落之旅"。(I now begin the journey that will lead me into the sunset of my life.) 很显然，至此，阿尔茨海默病已不再是一种罕见的疾病。

　　恰恰相反，目前的数据着实令人震惊，根据德国阿尔茨海默病协会的统计结果显示，2020 年在德国，约有 170 万人患有阿尔茨海默病，每年新增病例约 30 万，由于人均预期寿命的增长，患病人数还将继续上升。如果针对此病的预防措施和治疗方法一直不能取得决定性的突破，那么到 2050 年患病人数将上升至约 300 万 [2]。

无药可治的晚期

我们最好不要期待未来几年就能在治疗上取得突破。在医学发展的大背景下，目前临床试验中一连串灾难性的失败让人无法保持乐观心态。经过 30 多年的研究之后，我们没找到任何能治疗阿尔茨海默病的方法，甚至都没有预兆显示在将来某个时刻是否能找到有效的疗法。这对于医学来说是极不光彩的一页，可惜人们还是不得不明确承认，即使今天澳杰斯特·狄来到一家现代化的神经科医院，她所获得的帮助也不会比 130 年前多多少。

失败原因引起了广泛讨论，很早以前，通过阿尔茨海默医生的研究，已经在病人身上发现了两种大脑中的主要变异。一种是发生在蛋白质结构上的细胞内变异，这种蛋白质的主要功能是在细胞间运输营养物质，称为 Tau 蛋白，另一种是 β- 淀粉样蛋白的沉淀，这类蛋白质片段在细胞之间形成斑块。这种 β- 淀粉样蛋白斑块实际上就是我们记忆力的掘墓者。阿尔茨海默病研究早期起就分为了两派：第一派认为 Tau 蛋白是最重要的致病因素；另一派则认为 β- 淀粉样蛋白斑块才是诱发疾病的主要元凶。

在行业术语中人们将两者相应地称为"Tau 派"和"淀粉状派"，目前淀粉状派的研究成果更具有影响力，因此药物研发的主要侧重点是尝试去阻碍淀粉状蛋白质形成斑块沉淀或者降解已形成的斑块。同时人们还在研发一种抗阿尔茨海默病的针剂，其原理也是对抗淀粉状蛋白质。这种相应的药剂在第一阶段达到了人们所期待的效果，淀粉状斑块的数量确实有所减少，但可惜在病程中它几乎没有发挥任何效果。目前，多数研究人员认为，消除已有的 β- 淀粉样斑块这种治疗为时已晚。因为在这一阶段，神经细胞的功能早已紊乱，所造成的伤害已经无药可治了。这里再次借用"我们记忆力的掘墓者"这个说法，即使驱逐了墓地的掘墓者，死者也无法复生。

人们普遍认为，治疗必须尽早开始。阿尔茨海默病的早期阶段被称为轻度认知功能损害（MCI），在这一阶段其实已经出现了初步的记忆丢失现象，然而，这与临床上的阿尔茨海默病依然有所区别，这一阶段还不会影响日常生活活动。现在，药理学家希望阿尔茨海默病患者在患病初期就能得到确诊，然后及时用药，以便取得治疗的成功。

预防措施和风险因素

当然，早发现早治疗这一论点，必须要在精心设计过的临床实验中进行检验。反过来这也证明，若是这一方法奏效，则意味着许多年后人们就能成功发现有效对抗阿尔茨海默病的药物。虽然目前总体情况令人心生绝望，但也还是有关阿尔茨海默病及其他类似病症的好消息。一方面，虽然针对阿尔茨海默病的治疗方案迎来了一连串猛烈的失败和打击；但另一方面人们也清楚地意识到，阿尔茨海默病是能够预防的而且预防方法多种多样，能够相互结合运用而且还适用于任何年龄段。

"预防好过治疗。"这句话被提及过多次，几乎已经成为一句箴言。这句话很有道理，尤其是在尚未找到治疗手段之前，预防显得尤为重要。下面让我们来看看有哪些措施能够有效预防阿尔茨海默病[3]。

将风险降到最低

正如其他有效的预防措施一样，阿尔茨海默病的预防措施实施得也比较早，可以说非常早。众多研究表明，那些在儿童和青年时期接受教育更多的人，在老年时患上阿尔茨海默病的可能性明显更低[4]，人们由此得出结论，通过高强度的学习，人脑能构建出一种"认知储备"，换句话说，如果记忆库中存储了大量的东西，那么即使丢失了一部分，也不会产生严重的后果。这一原理也适用于其他领域，比如骨质疏松症，青年时期是骨量的成长时期，20多岁时的"峰值骨量"（即最大骨量）越高，越能预防骨质疏松症。如果一个人的"峰值骨量"很高，那么在老年时哪怕流失了少量骨量，也不会立刻达到关键的"骨折阈值"而面临骨折的风险。

这一原则也适用于其他生活领域，比如金融养老保险。那些在年轻时就开始储蓄的人，上了年纪后能拥有更多的积蓄、能避免年老时的贫困。最后再以司机为例，那些在出发前就把油箱装满的人总能比那些带着半罐油出发的人行驶得更远。

当然，现在也有说法称，知识和教育的获得并不仅限于童年和青年时期。幸运的是，终身学习的洞察力已经确立。我们再次看到，那些在年幼时就"学会了学习"并乐在其中的人，随着年龄的增长，也更有动力去学习新事物。因此，"没有比对自己的教育更好的投资"这一原则再次得到了证实。这不仅适用于中年时的职业成功，也适用于老年时期的身体健康。

人生的"关键时刻"，这一词用来描述人生中常出现的特殊健康问题的一个阶段。体重增加，血压升高，胆固醇水平超过临界值，血糖水平不容乐观，这些变化首先被心脏科医生视为是心血管疾病的前兆，40岁后人们的患病风险大大增加。

最新数据表明，所有这些不良变化都预示着有患上阿尔茨海默病的风险，虽然阿尔茨海默病的具体症状要很久后才会显现出来，但它主要基于相同的因素。这很容易被理解，不仅有阿尔茨海默病，还有所谓的由血管病变引起的血管性痴呆。大脑作为我们身体中新陈代谢最活跃的器官，它有着强大的血液供应系统。但是，血液供应量减少也并不一定有利于其作用的发挥，这一点也很容易理解。可怕的动脉硬化斑块是由高血压和高胆固醇引起的，这种变异斑块压缩了血管的容量，更严重的是，这些斑块还有可能破裂，这意味着，这些碎片将与漂浮在血液中的小板块（血小板）结合，然后作为血栓细胞继续存在，如果这种情况发生在心脏冠状动脉就会导致心肌梗死。同样的情况也可能发生在脑部，血栓会导致脑梗死。这可能会导致严重的损伤。严重时，可能会出现脑卒中、瘫痪、语言障碍症状。脑梗死有时危害也相对较小，最初只有大脑的小部分区域会受到损害，但随着时间的推移，损害不断积累就会导致严重的功能丧失，这就是血管性痴呆的病变过程。它本质上是多发脑梗死性痴呆，是除了阿尔茨海默病外最常见的痴呆形式，后者的占比为所有痴呆病例的2/3。然而在很多情况下这两种痴呆是作为并发症同时出现的[5]。

糖尿病也对大脑有致命性的损伤。一方面是因为糖尿病会导致特殊的血管病变，其中较细的血管尤其易受影响（微血管病）。另一方面是由于分子水平上的血糖升高，这是已知的、导致衰老的因素之一。糖能像黏合剂一样作用于蛋白质和脂肪，像釉一样将它们覆盖住，从而削弱它们的功能。此前我已经提到过，一个非常合适用来形容糖分子的英文首字母缩写 AGE（晚期糖基化终末产物）已经成为它的常用代名词。糖基化过程也发生在大脑中。其形式是如此的明显，以至于有些医生将这类痴呆称为 3 型糖尿病[6]。

如今我们已经了解，无论是心肌梗死还是糖尿病都不是致命的，人们已经找到了完善的预防和治疗方案。而这些都基于良好的生活方式，如健康饮食和日常锻炼。如果这些措施没能完全达到预期效果，那么人们还可以选择控制血压和胆固醇，比如服用降低血糖的药物。依靠这些方法，患心血管类疾病和糖尿病的风险就能得到有效控制。如今，在受到良好医疗看护的情况下，糖尿病患者与不受代谢紊乱所困扰的人相比，预期寿命和患上其他疾病的风险都相差无几，同时，还能够避免或者至少推迟几年才面临患上阿尔茨海默病的风险。对于中年人来说，尤其需要记住的一句良言是，有利于心脏的东西，同样也有利于大脑。

大脑训练的机会与界限

考虑到认知储备会随着年龄增长而逐渐减少，此处还有一个非常具体的建议，即大脑训练。顾名思义，这是基于运动科学所提出的一个概念。通过有针对性地训练肌肉能得到锻炼，力量也会有所增加。那么这为什么对我们的大脑不起作用呢？原因是我们的大脑不是一块肌肉，它主要由脂肪组成，但它仍然可以被训练。反过来说，这意味着，如果不经常使用大脑，那么它就会退化。"要么使用它，要么失去它。"（Use it or lose it.）这句朗朗上口的谚语也适用于我们的中枢神经系统。大脑的训练所追求的并不是健美运动员所追求的那种肌肉体积的大量激增。为了保护我们敏感的、用于思考的器官不受伤害，大脑被一个骨质的头骨所包围。头盖骨就像所有的骨骼一样，在成年后会停止生长。通过训练变得愈发发达的大脑，其海马体的体积也会有所增加。有研究表明海马体体积增大对记忆力有一定的影响。2006 年的一项所谓的伦敦出租车司机研究就是这样一个令人难以置信的例子。

任何想要在伦敦获得出租车驾驶执照的人，都必须记住数千条街道的名字以及这些街道在复杂的道路网中的位置。换句话说，伦敦的出租车司机被迫在大脑中储存大量的信息并且有针对性地训练自己的大脑。一个英国研究小组决定用成像技术来检查这是否会对他们的大脑结构产生明显影响，研究结果表明，海马体这一大脑结构的大小对记忆力有着至关重要的作用，那些司机大脑中的海马体明显要比普通人的更大 [7]。大脑训练是富有成效的。

但这也自然也会导致一个问题，什么是最好的训练方法？填字游戏和数独游戏无疑能够锻炼我们的脑细胞。然而，我们的大脑要比肌肉复杂得多，肌肉本质上只有收缩和放松的功能，我们的大脑相反，它承担着大量的任务，其中最重要的几个任务是，接受和处理刺激、存储和检索信息、逻辑思考、解决问题、产生和控制情绪等。所谓的大脑训练所训练的从来不是整个大脑区域，而是大脑的部分，显然，部分能得到针对性的改善。但不幸的是，这些改善只能在有限的程度上影响其他的大脑功能。经常玩填字游戏的人很快就能记住"填入连续 3 个格子的字母"的正确解法，但这并不一定能提高他的逻辑思维能力。同样我们还可以用体育活动举例，篮球运动员想要提高篮球比赛中下一次罚球的命中率，就需要多花时间练习投篮，而不是通过这种训练来提高他的滑雪技巧。考虑到认知功能的多样性，如今还出现了很多基于互联网技术而形成的大脑训练计划，互联网能提供不同的练习，这些练习分别针对记忆力、神经肌肉协调能力、解决问题的策略及其他功能。这无疑是一种进步，但这依然不是理想的大脑训练，因为无论是填字游戏、数独游戏，还是基于互联网的"神经慢跑"，人们在家就能独立完成。然而，近些年来，神经生物学家明确指出，我们的大脑是一个社会器官，所以最好的训练方式是在社会环境中与其他大脑互动并交换信息。

这就是为什么与玩视频游戏提高自己的能力相比，学习一门新的语言更有意义也更有趣。当然，后续也要去和别人说这种语言。语言不仅仅是一种交流的手段，更是接触新文化和深入了解另一个国家的关键。当然除了学习外语外，人们也可以选择学习一种新乐器，在这种情况下，上述原则仍然适用。人们最好要将所学乐器在音乐小组、乐队或管弦乐队中进行实践演奏。这样能与他人进行有意义的互动与交流。

如果认为学习一门新语言或者一种新乐器太耗时，那么这里还有一个更容易实施的建议，去舞蹈学校，如果可能的话，最好带上你的伴侣一起。近年来，跳舞已经被证明是预防痴呆的最有效的措施之一，舞蹈能同时进行三项训练，这三项训练都对我们的认知能力起着决定性作用。

- 学习：人们每学一支新舞，都必须记忆并练习新的舞步。

- 运动：几乎没有比跳舞更轻快的运动。

- 社会交际：一般来说都是跳双人舞，这意味着人们必须适应自己的舞伴，而这往往是我们的大脑所要求的最苛刻的任务。

有一本书《逃离心脏病》，名字取得十分美好。它是最早点明运动能有效预防心血管疾病的书之一，如果将它应用到我们的主题中，那么一本预防阿尔茨海默病的书的标题就可能是《舞别痴呆》。现在我们已经确定了一些在老年时能帮助大脑保持年轻的因素，学习、锻炼、社交，然而医学是讲究科学依据的，它不仅想探求预防措施，还想研究这些建立在细胞甚至是分子基础之上的预防措施是如何发挥作用的。

学习在大脑中是如何进行的

学习是在大脑中进行的，整个过程有一个关键词，我们可以称之为"可塑性"。这原本是材料学的一个术语，其意思无外乎是延展性。我们已经了解过与弹性有关的橡胶，橡胶能够在受到压力后回到原来的位置，同时它还具有强大的可塑性，我们的大脑也是这样，故此，"神经可塑性"这一相应的概念也开始为人们所熟知。大脑研究的最新发现表明，我们的大脑是高度可变的。长期以来，人们已经形成了一种认识，即在人成年后，器官便停止发育，大脑也同样如此。西班牙人圣提亚哥·拉蒙·卡哈尔（Santiago Ramóny Cajal，1852—1934 年）是有史以来最伟大的神经解剖学家，他通过观察显微镜下极薄的染色大脑切片，首次成功绘制出了大脑的"制图"。1928 年他在自己所撰写的教科书中指出，"在成人大脑中，神经束是固定不变的，一切都会死亡，但没有什么能够再生"。但如今我们的观点却有所不同了，卡哈尔认为神经通路是神经细胞（神经元）的分支，它们通常是由传递神经冲动的轴突和许多从其他细胞接受神经冲动的树突组成。这些神经束通过特殊的接触点，即所谓的突触进行交流，但是这种接触不是直接发生的，而是通过神经末梢之间的微小间隙进行，那些承载着信号的化学物质（神经递质）能从中穿过。书中已经详细描述过的多巴胺和 5-羟色胺是最著名的神经传递素。平均而言，每个神经元会形成约 1000个突触，它们能从其他神经元那里接受大概 10 000 个连接。大脑中约有 850 亿个神经细胞，这些细胞之间产生了数额难以想象的大量突触，而这，正是可塑性原理的基础。

突触不断地再生，然后再次被拆解，学习和遗忘就是在这一原则下工作的。如果我们学习新的东西，就会生成新的突触；如果我们重复我们所学到的，突触就会得到加强；如果长时间没有复习我们所学到的这些东西，突触就会退化。因此我们的大脑会不断进行重组，由于突触连接的改变，大脑也会处于永恒的变化之中。当你读完这本书后，你的大脑也会与没读它之前有所不同。你学得越多，大脑受到的挑战和锻炼就会越多，然后就能形成更多的突触连接，能搭建起越密集的神经网络，这反过来也能增强未来的学习能力。如果新学的内容能够与现有的连接结合在一起，那么就能更好、更轻松地将所学内容储存在大脑中。这里也体现了人体和机器之间的根本区别，机器会因频繁使用而受损，但大脑则越用越灵活。

对灰质的伤害与补偿

神经可塑性不仅对学习新事物非常重要，它还能够在一定程度上补偿伤害，以脑卒中患者为例，脑卒中通常会导致身体瘫痪或者言语障碍，这取决于大脑的哪些区域受到了影响，以及受影响的程度。强化康复训练通常可以弥补这些损伤，已经死亡了的神经细胞不会复活，但通过新的连接，那些死亡细胞的功能可以被其他大脑区域接管。这一原理同样适用于阿尔茨海默病，上文已经提及过的 β- 淀粉样蛋白斑块在早期被描述为典型性损伤。过去医生们常常能在患者逝世后的尸检中发现它，如今随着现代成像技术的发明，人们可以在患者活着的时候利用磁共振成像或 PET 扫到患者大脑中的这些斑块，然而，这却不是检测潜在的痴呆症的最好方法，因为越来越多的研究表明大脑中淀粉样斑块的数量与病情严重程度不一定相关。

美国研究员大卫·斯诺登（David Snowden）开展的所谓"修女研究"为我们提供了这方面的重要信息。20 多年来，斯诺登对来自美国各地修道院的 600 多名 70 岁以上的修女进行了研究。每年进行的考察内容中就含有标准化痴呆测试。这项研究的轰动之处在于，所有修女都同意在她们死后对她们的大脑进行解剖，尸检结果能够与之前的痴呆测试结果相匹配，这项研究揭示了一些令人吃惊的现象，尸检显示，许多逝世修女的大脑有严重的退化迹象，她们中的一些人大脑中散布着淀粉样蛋白斑块。然而，许多大脑中出现这一现象的修女，在此前的痴呆症测试中并没有或很少表现出患有阿尔茨海默病的迹象。显然，修女们通过某种方法弥补了斑块造成的损害[8]。由于神经元的可塑性，她们的大脑形成了新的连接，完全绕过了斑块。因此，可塑性不仅为大脑的学习提供了物质场所，也是防止神经退行性改变的保护因素，这种保护直到老年时仍然活跃、有效。

新的突触的形成并不是导致神经元具有可塑性的唯一因素，近几年，一个以前被认为完全不可能的结论得到了证实，我们大脑也能够从干细胞中形成全新的神经细胞。

我们脑中的细胞生成器

我们的红细胞、皮肤细胞、肠黏膜细胞都在不断地进行大量再生而且还有相应的干细胞来承担这些再生功能，供应营养物质，并在此过程中通过细胞分裂产生出不同类型的细胞。

我们的大脑被认为是个特殊例外。神经元被视为"有丝分裂后的细胞"，即不再会有任何进一步分裂并且不再由干细胞复制。一方面，这与具有许多延伸部分的神经细胞是高度复杂的有关，因为这会使神经细胞的分裂比那些结构相对简单的皮肤或肠道上皮细胞的分裂要困难得多。另外一方面，这也与全新的细胞会混淆复杂的脑细胞网有关。可塑性是一回事，稳定性又是另一回事。人们推测，新的神经细胞可能会对大脑的稳定性构成威胁，然而它们确实是存在的，虽然对人脑而言，这一过程只发生在对学习和记忆至关重要的大脑区域。海马体是一个小小的结构，它盘绕在大脑的两个半球，位于颞叶深处。它也被称为"记忆之门"，因为所有我们想要长期记住的信息都是先在这里被加工，然后再转移到大脑的其他相应区域。

我们此前已经讨论过海马体，伦敦的出租车司机正是通过学习记忆那些庞杂的街道名称来使它得到拓展的，然而，也正是这个区域在患上阿尔茨海默病时会发生明显的萎缩，"成年神经元生成"偏偏也是在海马体中发生的。这也就意味着，每个人的海马体在成年阶段都会形成新的神经元。对人类而言，学习能力和记忆能力至关重要，我们是我们记忆的集合体，记忆力使我们有能力去规划未来。同理，这也进一步解释了为什么阿尔茨海默病和神经元生成的衰退有关。

准确地说，我们大脑中还存在着第二个成人神经生成的场所，它位于大脑的嗅觉系统中，这再一次展现出了我们从哺乳动物那进化来的特征，对于许多哺乳动物来说嗅觉是所有感官中最重要的一种感官，以狗或者老鼠举例，基本上它们的一生都是靠鼻子生活的，是真正从字面上嗅到了世界，视觉和听觉给它们提供的是补充信息。

对于人类来说，这两种感官也很重要。在进化过程中我们的嗅觉会变得越来越差，我们的嗅球中只剩下少量基础的成体干细胞，因此我们更应该使用我们海马体中的干细胞。除了突触的形成和加强外，它是我们大脑可塑性的第二个支柱。

促进神经元的可塑性

如今，对成年神经元生成的研究在科学界也成了热门，从原则上来说人们对这一现象是乐见其成的，但这偶尔也会给人带来虚假的希望，大脑中的干细胞曾一度被誉为万能的"大脑中的青春之泉"。因此，必须再次强调，产生新神经细胞的干细胞实际上只存在于海马体中，而不是明显更大、更复杂的大脑皮层中。大脑皮层会受到神经退行性变化或者说神经元逐渐丧失的严重影响。成年神经元生成是大脑中一个既令人惊讶又引人注目的新发现，但它无法治疗所有的神经退行性疾病，也就是说，它无法治疗阿尔茨海默病或帕金森病[9]。

大脑是按照可塑性原理来工作的，这一发现无论如何都令人备受鼓舞，而且有许多方法能有针对性地刺激大脑。加拿大心理学家唐纳德·赫布（Donald O. Hebb）是该领域的先驱之一，他也是最早提出这一观点的人。早在 1940 年他便研究了实验老鼠的大脑发育。为了让孩子们开心，他在某个周末带了些小老鼠回家和孩子们一起玩。后续，他发现那些周末被他带回家的小老鼠在认知测试中表现得远胜于那些被关在笼子里的老鼠，但实际上那些认知测试对老鼠来说是标准化的。

赫布家富有吸引力的环境显然很受这些啮齿动物的喜爱，但显然他目前无法将所有的小老鼠都带回家，于是他想办法将它们的笼子改造得更有趣，他在笼子里添置了人造隧道和跑轮，给它们制造更多和同类碰面的机会。事实证明，环境越多样，老鼠的大脑就越灵活。

环境吸引力这一概念同样可以运用到人类身上，与赫布的老鼠们不同，我们不指望那些友好的研究人员为我们提供额外的刺激，我们自己就能创造出来。有些人利用空闲时间获得多种体验，去旅行，去感受各种文化，去和其他人进行思想交流，这样他们就有针对性地促进了自己神经的可塑性[10]。

最后值得一提的是，我们大脑的中央器官不会永久性地退化，只会不断地重组，这种不断重组不仅使我们老年时仍有学习能力也能使退行性缺陷有获得补偿的可能，它还能启发我们用一种全新的方式思考问题，比如，我们自身的衰老。

本章小结

- 阿尔茨海默病是 21 世纪的流行病，有两个主要原因：一是平均预期寿命在不断增加，二是开发有效疗法的所有尝试均以失败告终。
- 即使目前没有有效的治疗方法，但人类已经发现了有效的预防措施，这些措施从青春期时就能开始实施，大脑虽然不是肌肉，但却能像肌肉一样通过频繁使用得到训练。最好的训练计划是在青年时期学习大量的知识，然后终身不断学习。
- 对心脏有益的对大脑也有益，因此，在中年时期需要着重关注血压、胆固醇和血糖指数，数值过高会导致动脉硬化和阿尔茨海默病的发生。

- 我们的大脑是一个社会性器官，因此，与人交流是健脑计划中极为重要的一环。

- 老鼠实验证实了充满刺激的环境的重要性。一个适合的环境可以不断地以全新不同的方式刺激我们的大脑。我们的大脑是好奇的，我们也应该如此。

第 10 章　重新思考衰老

老年人该如何塑造未来

在对衰老进行再思考时，首先我们要做的事是摒弃曾经被抗衰老医学所误导的错误想法。人们曾认为，衰老意味一种永久的损失，是各种能力和各项功能的持续下降，但这种老龄化赤字模型通常是不正确的，尤其是涉及我们大脑中的中枢器官时，更是一种谬误。

诚然，我们的大脑会老化，也会丧失部分功能，在上一章节中我们已经论述了这些损伤将会带来多大的危害。

但是我们的大脑是一个极其复杂的器官，它具有众多功能，老化过程在大脑中以不同的速度进行，一些子功能在很早的阶段就受到了影响，而另一些却几乎完全不受衰老的影响，甚至根据现今最新的研究发现，少数功能甚至在老年时还能得到进一步发展。

我们大脑处理信息的速度很早就会开始退化，从25岁开始，这一速度就会逐渐减慢。如今人们也可以根据细胞学说来解释这一点，神经细胞是通过所谓的轴突来传递信息的，跳跃式传导通过电信号完成，因此就像电缆一样，轴突必须是绝缘的，这一过程是由大脑中所谓的神经胶质细胞完成的，实际上，这些细胞部分仍然被原本的神经元所覆盖。然而这些细胞约占据了大脑中所有细胞的90%，在绝缘性好的轴突中，电信号可以进行跳跃式传导。这样既可以节约能量，又可以加速信息传导。而良好的绝缘性是跳跃式传导的前提。25岁后，绝缘性会随着神经胶质细胞功能的下降而下降。这样的后果是，大脑中神经元的位置不再那么固定。然而当我们谈到思考时，最重要的不仅仅是思考的速度，还包括思考的彻底性。显然，这就是老化的大脑所具有优势。接下来，我们将看到为什么会这样。

此外，这一事实也引起了对神经科学的呼吁，即给予了迄今为止一直被忽视的神经胶质细胞更多的关注。神经元，即真正的神经细胞，一直被认为是我们大脑活动的主要参与者，所以整体研究的重心都集中在神经元上。神经胶质细胞为神经细胞提供支撑，因此仅仅被认为是一种"黏合剂"。学习和研究它们也只能获得很少的荣誉。但越来越多的实验证明，这些被忽视的细胞在大脑的衰老中起着至关重要的作用[1]。然而，由于这方面的研究很少，只有少数可用的预防方法。寻找题为"如何保持神经胶质细胞健康"的指南仍然是徒劳的。因此，重新思考衰老也意味着神经科学家需要更多地关注我们大脑细胞中"沉默的大多数"，神经胶质细胞的数量远远多于神经细胞。它们绝对值得更多的关注。

现在回过头来谈那些在大脑老化过程中衰退的功能，其中包括同时处理不同任务的能力，即著名的多任务处理功能。随着年龄的增长，为了能让大脑有效地工作，我们需要尽可能地专注于一件事，这样或许就能避免严重的功能损失。实际上，只需一点概括、组织和前瞻性的思维，我们就能很好地解决这一问题，尤其是预见性思维和掌控全局的能力往往会随着年龄的增长而提高。那么我们大脑真正的核心功能会发生怎样的变化呢，衰老过程是如何影响我们的智力和记忆力的？

老年人在智力和记忆力上的表现

在这里，我们也必须首先声明，我们的大脑是复杂的。

智力和记忆力都不是单一的东西，两者都有多种形式，它们随着年龄的增长有着不同的发展。卡特尔智力二元结构理论区分了流体智力和晶体智力。

- 流体智力，是指无须大量先验知识就能快速适应新情况和解决新问题的先天能力。它与大脑处理信息的速度密切相关，随着年龄的增长流体智力会逐渐下降。

- 晶体智力，是指认知能力，先前积累的知识对认知能力很重要，可以是与工作相关的知识、普及教育学到的知识也可以是简单的生活经验。晶体智力往往会随着年龄的增长而增长[2]。年龄越大的人经历得越多，拥有的知识储备也就越多。

同时，还有一些其他方面的智力，如社会智力和情绪智力。

- 社会智力首先意味着了解他人并且能够准确评估他们的优势和劣势。具备这种能力的人知道如何将团队成员安排到合适的位置才能使他们的技能优势得到最大程度的发展，最终使整个团队受益。这种团队建设能力在体育界、商界和政界都非常重要。社会智力有一部分是天生的，也有一些技术可以通过后天学习获得。重要的是，它还与生活经验息息相关，这意味着年长的人往往在这方面做得更好。在德甲联赛中，20 岁到

30 多岁的人在球场上踢球，40 岁以下的人很少能坐上教练席，在商界和政界的团队中，情况也很相似。

- 自从美国心理学家、科学记者丹尼尔·戈尔曼（Daniel Goleman）于 1995 年出版了他的世界畅销书《情商》后，情商即情绪智力，这一术语变得广为人知 [3]。这种智力指的是对情绪的感知、理解和使用，尤其也指对情绪的影响。这既包括自己的情绪，也包括他人的情绪。和社会智力一样，情商一部分是天生的，一部分也可以通过学习获得，但大部分是通过生活经验发展来的。在情商方面，年长的人也有优势。在许多文化中都有试图解决争端（庭外）的调解或仲裁制度，调和情绪激动的纠纷双方。处理这种事情不仅需要专业知识，而且还需要高情商，所以负责仲裁的几乎都是年长的人。

我们也有必要区分一下记忆力。年轻人学得更快，他们的脑子能够储存更多新获取的信息。然而，能够在短时间内学习很多东西，并不代表掌握了这些东西。在大学里，尤其是在以事实性知识考试为主的医学院，我们能越来越频繁地看到"学习贪食症"现象。这种现象根据饮食障碍命名，在这种情况下，患者会疯狂地摄取食物，之后再将食物吐出。当学习贪食症发作时，大脑会在很短的时间内塞满海量的学习内容。在最好的情况下，这些知识可以在即将进行的考试中提取使用，但很快它们就会从记忆中消失。

衰老的大脑在单位时间内获取的信息很少。然而，他们通常能更好地处理学习内容，因为他们可以将其与现有的神经结构联系起来，这一点我们早就从学习心理学领域中有所了解了。如果我们能够将新知识与现有知识有意义地结合起来，那么大脑就能很好地存储新知识。由此可以肯定的是，年轻人思考地更快，年长者思考地更全面。

我们的认知能力表现（感知、思考、识别）与骨密度不同。骨密度随着年龄的增长而逐渐下降。虽然针对骨量的减少我们能采取控制措施，但也只能减缓减少的速度，可惜无法改变下降的总体趋势。不同的是，大脑中的某些功能可以在老年得到进一步的发展，至少在我们为之努力的情况下。大脑中那些因为年龄增长而受损的功能也有可能通过创造性的方式得到弥补。衰老研究人员保尔·巴尔特斯（Paul Baltes）在他的选择补偿最优化模型（SOK）中对其进行了总结。

- 选择：明确目标。重要的事情和任务应该准确地记在心里，不要总是被琐碎的事情分散注意力。

- 优化：应合理使用可用于实现目标的方法。通过实践和有针对性的培训，通常情况下这些方法都能得到完善。

- 补偿：在某些能力实际上已经丧失的区域，通常能用新的方式进行补偿。有必要的话，可以借助辅助方法和其他支持[4]。

目前这些听起来还很抽象，因此，让我们通过一个实例来了解一下该模型的工作原理。

钢琴家阿图尔·鲁宾斯坦（Artur Rubinstein）无疑是20世纪杰出的演奏家之一。他之所以能令人们钦佩，是因为他在将近90岁高龄时仍可以公开举办音乐会而且他精湛的技艺几乎毫无削弱。在一次采访中，他曾透露过他保持成功的秘诀。他现在演奏的曲子变少了（选择），但练习的次数增加了（优化）。在节奏较快的段落来临前，他故意放慢速度让后面段落的节奏听起来更快（补偿），尽管客观上他并没有用和以前一样快的速度来演奏，但真的没有比这更好的例子用于解释选择补偿最优化理论，也没有比这更好的例子用来证明我们只需稍微动动脑筋就可以阻止衰老。

老年的幸福感和满足感

我们应该清楚地知道，衰老并不是缺陷的持续堆积。至少就认知能力而言，我们还能让它在年老时得到进一步发展。尽管如此，难道大多数人不害怕变老吗？也许是因为媒体在有关满足感和幸福感的话题方面描绘的画面相当悲观？护理困境犹如恶魔一样被召唤了出来。老年抑郁症似乎正发展成为了一种流行病。在讨论"老年问题"的新闻节目中总会出现一张典型照片，一位老人独自坐在公园的长椅上，无精打采，满脸沮丧，两眼无神。但现在我们知道媒体的报道并不总是与现实相符。幸运的是，在"老年满意度"主题上也是如此。

科学研究显示出的结果与媒体的报道完全不同。正如前面章节提到过的幸福曲线，它会随年龄增长而变化然后呈现出经典的 U 形。这意味着，青年时期往往会经历一段快乐的时光。不满情绪极有可能出现在 40—55 岁，这段时间通常是追求事业、抚养孩子和还清贷款的时期，在这段繁忙的时期里人们生活的幸福感似乎受到了明显的影响。但在 60 岁之后又会发生变化，曲线再次上升，生活满意度随之增加。

还有一点特别值得注意，即使在 80 岁曲线也没有出现拐点。80 岁后，即使拥有健康的生活方式，但也会出现许多健康问题。他们一定也意识到了这些，但这些情况对他们的总体满意度几乎没有任何影响，因为老年人往往已经学会了根据具体情况来调整自己的要求。

上文中提到过的埃施教授（Esch）在与医生兼歌舞表演艺术家埃克哈特·冯·赫施豪森（Eckart von Hirschhausen）合著了一本值得一读的书《更好的一半》。他们在书中总结道，"幸福感和满足感是不断变化的。当我们变老时，满足感显然不再受身体健康的约束[5]。"或者将阿尔贝·加缪的《西西弗的神话》中那句著名的结语稍作修改，应当想象，老年人是幸福的。

思考能让人更年轻

虽然可能会导致陈词滥调，但本书必须要探讨的话题是，我们能把自己想象地年轻些吗？这是否夸大了"保持年轻是心态问题"？我们先给出结论，在一定范围内，我们可以把自己想象地年轻些。

这其中有几个因素发挥了作用。有一种人们早已熟知心理学上现象，即自我实现的预言。如果有人从一开始就确信自己无法完成某项任务，那么他真的很可能无法完成它。如果满怀信心地做事，并且坚信"我能做到"，虽然不能保证一定会成功，但是成功的可能性会大大增加。这种预言也完全可以运用到抗衰老这个话题上。当人们认为自己在某个阶段面临损失、可能性受限、活动减少的情况时，他们会迅速调整他们的行为来适用这种所谓的新"现实"。

我们也从医学的其他领域发现了这一点。由于害怕跌倒或者不小心受伤，人在面对一些疾病时会采取"保护姿势"。如果长时间保持这种姿势就会导致永久性损害或疼痛，也会使健康状况呈螺旋式下降，最终导致残疾。

再回到面对衰老时的心态这一话题，如果将晚年视为一个充满新机会和新机遇的阶段并给这一阶段设定新目标，那么我们的行为将会完全不同。当然，起决定性作用的不仅有我们对年龄的设想，还有我们对自我形象的设想。动态自我形象会促使我们反问自己，"我想实现什么样的目标？""怎样才能实现这个目标？"静态自我形象首先问，"我还能完成吗？"那些自我感觉年轻的人更有可能追随动态变化自我形象去展开行动。这就是"自我感觉年轻"这一概念的实际运作方式。因为我们的想法会影响我们的行为，通过我们的行动，我们能创造属于我们的现实。头脑先行，身体后随。

多项研究也恰好证实了这一点。1975 年，美国俄亥俄州的研究人员开始了一项长达数十年的研究，该研究的主题是全市公民对衰老的认知，该研究结果于 2002 年发表。在这 20 年间，研究人员前后 6 次向参与者们询问他们的衰老进程以及他们对老年这一概念的总体看法。该研究清楚地表明，那些认为衰老是生活中一个充实的阶段并且总体上对老年生活持积极态度的人比那些对老年生活毫无期待的人的平均寿命约增加了 7.5 岁。该研究负责人补充道，"在对人们的社会及经济地位、性别、社会关系和健康状况一系列变量进行了控制后，研究证实的预期寿命增加 7.5 岁，是相当显著的。积极的自我形象和积极的衰老形象对人寿命的影响大于高血压或高胆固醇的影响，后者会导致寿命至少缩短 4 年[6]。"

老龄化社会下的新思考

20 世纪人类社会发生了一系列革命。其中一场受到的关注相对较少，但它却很有可能是最重要的革命。这就是我们正在谈论的人口革命，社会老龄化程度不断加深。

1875 年，德国的平均预期寿命仅为 38.5 岁。而如今，男性平均预期寿命为 78 岁，女性为 83 岁。在短短 100 多年的时间里，平均预期寿命翻了一倍多。迈入 60 岁大关的男性有望活到 82 岁，而对于 60 岁的女性来说，这个预期值甚至可达 85 岁。无论男女，60 岁老人活过 95 岁的概率都超过 10%。

"超级老人"似乎特别受益于这种人口发展。"海德堡百岁老人研究"项目非常准确地记录了德国"超级老人"的人数。据该研究表明，在 2000—2010 年，德国百岁老人数量翻了一倍多，从近 6000 人增长至 13 000 余人 [7]。

这的的确确是一场人口革命。这意味着，我们必须要从根本上重新思考传统生活观念，尤其需要思考对衰老的认识。从儿童时期到青年时期，再到长时间工作时期，最后是几年的退休时期，这种传统的生活模式已经过时了。可持续性社会调整还有很长的路要走。

1889 年，普鲁士宰相奥托·冯·俾斯麦（Otto von Bismarck）推行社会养老保险制度时，只有不到 10% 的劳动者达到了可以申请养老金的年龄，并且大多数人只能从中受益短短几年。但对于如今的退休者来说，他们退休后的余生就相当于古希腊、古罗马时期、中世纪时期的人类平均寿命。这些老人大部分时间不是在躺椅上，就是在电视前的沙发里度过。在高收入群体中情况可能有所变化，但这种变化仅限于地点的转移，不是在高尔夫球场，就是在游船上。显然，这种变化并没有让老年生活变得更丰富多彩。即使是精致的无聊也掩盖不了无聊的本质。

那么，究竟该如何解决法国人在传统上称为"第三年龄段"这段时间出现的问题呢？最简单的解决方案就是延长工作时间。长期以来，保险公司和养老基金管理人一直都在强调采取这种方法的必要性。我们现在的寿命显然远超养老金的保障期。或者换句话说，相对于我们所支付的养老金金额来说，我们的寿命实在是太长了。然而，金融专家所知晓的事情，政治家们是不能明说的。如果哪位党派政客真想将自己置于不受选民欢迎的险境，那他提出延长退休年龄的方案就行。

当然，肯定也有人自愿延长工作时间。医生就是其中的典型代表。要知道，医生其实是相当辛苦的职业。一般情况下，医院的医生平均每周工作时长为 60 个小时，其中包括夜班、周末加班以及突发状况时随叫随到。私人执业医生的工作量也不小，而且他们还要额外承担经营诊所的责任。近年来医疗行业的发展态势，如官僚作风愈发猖獗等情况，并没有提高医生生活的幸福感。尽管如此，医生仍被认为是一份美好且令人满意的工作，这也是为什么许多医生在达到退休年龄后还愿意继续工作的原因之一。他们不一定要在医院或私人诊所里当全职医生，他们可以以兼职或减少问诊时间的方式继续接诊。这无疑是一个最终使所有人都受益的模式。医生受益是因为他们可以继续从事这样一份有意义的工作，病人受益是因为有几十年专业经验的医生给他们看病他们会很放心，卫生系统也能从中受益，因为如其他领域一样，卫生系统也缺乏在行的专业人员。

其他许多行业的情况也是如此，如今65岁的人普遍都很健康而且还具有工作能力。只有少数人仍在从事繁重的体力劳动，以至于到60岁时，他们实际上就已经濒临残疾的边缘。工会经常提到，屋顶工被迫工作到68岁，但可能在67岁时就会筋疲力尽地从脚手架上摔下来，这一情况也并不常见。机器在很大程度上将我们从繁重的体力劳动中解放了出来。在西方国家，人们大多从事脑力劳动。而人类大脑通常在65岁时仍处于健康状态。因此，我们有必要认真考虑实施弹性退休制度。我们不是要剥夺那些渴望退休的人群应得的养老金，而是为有意愿继续工作的人群提供创造性的且时间安排适应个体需求的工作机会。目前，达到法定退休年龄还有意愿继续工作的人不在少数。所以，要实现劳动力市场的灵活性就必须涉及弹性退休制度。

赋予生命的意义

继续工作并不一定意味着继续从事之前的职业，人们也可以通过其他方式贡献自己的知识和经验。例如，通过让世界变得更好的方式。过去，援外工作者大多是理想主义青年，他们在毕业后先到第三世界国家工作几年，最后回到家乡找一份工作谋生。目前，新一代的援外工作者聚集在位于波恩的德国高级专家组织（SES）之中。这个组织目前活跃于全球 160 多个国家或地区，它不断地将专家们精准地派往需要他们专业知识的地方。在全球范围内受人尊敬的高级专家服务组织人员的平均年龄为 67 岁。

退休后，人们不一定非要去尼泊尔或喀麦隆才能帮助别人，也可以在自己的社区里实现目标。在这里，人们可以承担大量有意义的任务和志愿工作。完成这类工作甚至不需要拥有过于利他的性格。因为那些在晚年参与社会项目的人很快就会意识到，他们不仅仅是给予者。通过与来自不同时代、不同文化或不同社会环境的人的长期交流，大脑恰好能接受使其保持年轻和健康的那类刺激。此外，如果我们在工作中还得到了一点认可，甚至遇上更好的情况，比如收获了感谢，那么这也会刺激快乐激素。正所谓，赠人玫瑰，手有余香。

在为退休人群提供工作这方面，社会层面也有改进的空间。许多退休的人都想在其他地方分享自己的经验、发挥自己的技能。但他们只是不知道在哪里可以发挥作用。与此相对的是，许多社会项目缺乏合格的援助者，但项目负责人往往不知道从哪里能招募到他们。面对此类现状，我们为何不建立相关政府机构作为中间桥梁来协调这两方呢？现在，我们能为那些不知道如何找寻自己出路的年轻人提供职业咨询。那么，为什么不为那些希望在退休后从事其他工作的老年人提供"再就业职业咨询"呢？

继续工作是一回事，继续学习又是另一回事。对许多人来说，继续学习开启了为自己做一些益事的机遇之门。例如，人们可以补做年轻时被迫放弃的事情。攻读哲学或艺术史相关专业无疑是一次激动人心的智力冒险。年轻时，选择这些专业不一定能为以后赚钱提供重大机遇，最终导致大多数人更倾向于学习工商管理或法律专业。但在结束职业生涯并拿到足以保障生活的养老金之后，情况就完全不同了。为什么不趁现在重学自己曾放弃的学业呢？鉴于目前预期寿命足够长，人们有足够的时间来弥补遗憾。退休人群普遍具有超强的认知能力，所以越来越多的老年人正在利用这一机会来学习相关课程。他们学习的场所不是成人教育中心而是大学，银龄老人正在征服校园。此外，他们颇受同专业年轻同学的欢迎。因为年轻的大学生们知道，与他们一起学习的长辈以后肯定不会抢他们的饭碗。

但重新思考衰老问题并不仅仅意味着重新规划职业生涯，也不仅仅代表着考虑终身教育。这里还有一个问题，我们晚年时希望如何生活和居住？

保持年轻的生活方式

过去，老年人普遍生活在一个大家庭里。如今，这个现象在少数地区仍然存在，正如我们从"灰色细胞与长寿地区"一章中了解的那样。但在大多数情况下，这种生活方式很难继续维持。一方面是因为现在的家庭根本没有足够多的成员，另一方面，由于流动性增加，家庭成员居住在不同的地方。这会带来怎样的后果呢？一般来说，这就意味着老年人的独居时间会更长，然后某一天会搬进养老院或护养院，这至少是目前的常态。但老年人也有其他的选择。例如，不来梅市前市长亨宁·舍夫（Henning Scherf）就与他的妻子一起创建了一个隔代共居社区。尽管被自己的孩子嘲笑为"后青春期浪漫主义者"，但他仍按照自己的计划行事，精心挑选合适的房子和未来的室友。正如他在自己所著的，可读性很强的书《五彩的灰白色——论晚年的可能性》中幽默、生动地描述那样，这项实验似乎十分奏效[8]。

多代住房绝不是什么新标准模式，它只是打破了常见的年龄刻板印象，为老年人居住提供了另一种可能性。亨宁·舍夫属于德国"六八一代"。50多年前，他们这代人创造了一种新青年文化，尝试了另一种共同生活的方式。今天，他们又正在创造一种新的老年文化并尝试复兴共居社区这一形式。当然，这种尝试不可能一帆风顺。法国哲学家让·保罗·萨特曾经说过，"他人即地狱"。对新生活方式的尝试当然也有失败的可能。但在此还要引用另一位德国伟大诗人布莱希特在《三毛钱歌剧》中的名句，"别的活法也行，这样的过法也可以"。人们也可将它作为自己的行动指南。

把衰老作为机遇

重新思考衰老并不一定能为退休后的新生活计划提供蓝图，最多只能提供一些新建议。许多人都会思考这个问题，但每个人都必须亲自尝试找寻属于自己的答案。

但肯定的是，我们工业化国家的人民享有极大的特权。我们的寿命比之前任何一代人都长。几年前，许多研究这一主题的专家都担心会导致世界末日的厄运景象。2004 年，现已去世的《法兰克福汇报》（FAZ）前任编辑弗兰克·席尔马赫（Frank Schirrmacher）出版了他的畅销书《玛土撒拉的密谋》。他在书中描绘了这样一幅老龄化社会图景，老年人正在走向死亡，一个早已实现其生物学目的，不再具有生殖能力的身体无法再修复，被自然召唤回归尘土的群体构成了社会中的大多数[9]。

　　但这种场景如今并不会发生。恰恰相反，现在 60 多岁的这一代人正拥有着以前难以想象的健康水平。我们中的大多数人在退休后都有过去人们梦寐以求的经济保障。毫无疑问，这些新变化能为我们的老年生活开启崭新的篇章。今天，当我们 60、70 甚至 80 岁时，我们还有机会去尝试完全不同的人生，我们应该把这些条件利用起来。衰老不再是一场灾难，也不会对社会构成威胁，它能为我们带来人生新机遇。

本章小结

- 衰老不是缺陷的持续积累。尤其是在智力方面,我们有更多的机会进一步发展自身的能力。

- 任何认知上的损失都可以通过合适的方式进行补偿。选择性优化和补偿 SOK 模型对此会有所帮助。

- 我们不应该惧怕衰老。相反,我们应该把它看作是一个尝试新事物和弥补遗憾的好时机。谁对衰老持积极态度,谁就能活得更长、更好。

- 一味地享受退休生活,并非一个好建议,因为如果在晚年时什么都不做,人无论是在身体上还是在精神上都会退化。退休即犯错。

- 如果我们所从事的工作很有趣,那么我们应该尽可能地继续工作。如果这种可能性不存在,那么我们可以寻找并投入到一个新的领域。我们晚年需要的不是爱好,而是一项任务。

相 关 图 书 推 荐

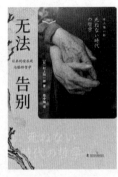

生命延长、难以告别，既是长寿者的幸运，也是不幸？

人终有一死，如何向死而生，跨过人生的最终关？

如果人人长寿，余下的时间应该如何度过？

重病缠身，久治不愈，累及家人，应该如何面对？

面对至亲好友即将死亡，心态该如何调整？

在家度过晚年的独居老人，如何面对活着的压力？

从现在开始建立生死观，或许是解决这一问题的开始。

定价　58.00 元

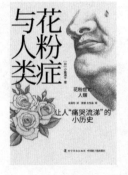

在了解和对付花粉症的道路上，我们一路打喷嚏，一路前进，对花粉和花粉症的认识也一定会有所改变。花粉症也许不是单纯由植物学原因所致，而是有复杂的理由，如人与自然的关系、文化传统与植林政策等。

日本植物学家小盐海平翻阅古今中外的文献和档案，结合亲身感受，完成了第一部带着善意去介绍花粉症的科普书，启发我们如何与一种早已存在的自然产物共存，找出人类与植物、微生物的相处之道。

定价　68.00 元

相 关 图 书 推 荐

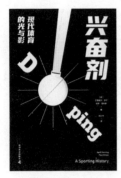

定价　68.00 元

本书以 20 世纪初至近年的案例研究为基础，对当前的反兴奋剂制度追根溯源，直追现代奥运会的诞生之初。从两次世界大战期间对运动纯洁性观念的探讨，到战后的兴奋剂危机，随着药理学的不断发展、各国反兴奋剂政策的曲折变化，曾经看似容易解决的问题，变得更加复杂。20 世纪末，国际反兴奋剂机构成立，在全球性携手措施之下，又会带来哪些新的挑战。最后，著者们站在学术前沿，提出了一些新建议，期望反兴奋剂工作在更科学的前提下，也能更富人性化。

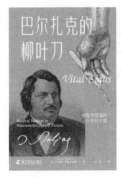

定价　68.00 元

这是一部关于叙事医学与 19 世纪文学研究的经典著作，原书初版于 20 世纪 90 年代，是对小说中存在的现实主义的一次全新、重要的再诠释。芝加哥大学的罗斯菲尔德教授详细描述了欧洲小说与临床医学话语之间的紧密关系，其准确性、细节和复杂性在同时代的研究中出类拔萃。

本书既是对 19 世纪的西方文学进行重新诠释，又是对传统文学史家研究方法的大胆挑战。著者沉浸于《包法利夫人》《福尔摩斯探案集》《高老头》等文学名著中的细节，拒绝将现实主义等同于表现的理论。

翻 开 生 命 新 篇 章

埃博思译丛